企業中間

ケアストレス
カウンセラー
〈公式テキスト〉

厚生労働省認可法人
財団法人 職業技能振興会 監修

はじめに

　メンタル疾患による労働者の病気休業は増加傾向です。メンタル疾患による休業は休業期間が長期化することも多く、企業にとっては莫大な損失を伴いかねません。

　こうした背景からストレスチェック制度が創設され、定期的なストレスチェックの実施が事業者の義務とされました。

　ストレスチェック制度の目的は労働者自身のストレスへの気づきを促すことで、メンタル不調・メンタル疾患を未然に防止することです。つまり、「セルフケア」の推進です。基本ともいえる「自分の身は自分で守ること」を実践できないと、このストレス社会は生き抜いていけないということを「社会全体」で理解して、対応しなければならないということです。

　職場におけるメンタルヘルスの重要性はますます高まり、メンタル疾患やメンタル不調に組織としてどのように対応していくかは、あらゆる職場で避けては通れない課題となっています。「セルフケア」の限界を管理監督者や職場環境がどのようにサポートしていくのか、企業活動の一環として実施することが求められています。

　「企業中間管理職ケアストレスカウンセラー」は、「セルフケアによる"気づき"で、職場環境を改善することをサポートする」ことを目的とした資格です。

　本書で学ぶことで皆様の生活が充実し、またカウンセラーとして活躍するための様々な学習を重ねていく契機となることを、心よりお祈り申し上げます。

厚生労働省認可法人　財団法人職業技能振興会
理事長　兵頭大輔

企業中間管理職ケアストレスカウンセラー ◆ 目次

Part 1　現代社会とストレス

Step1　働く世代のストレス

- Step1-1　良いストレス悪いストレス　12
- Step1-2　ストレスが引き起こす心身の不調　17
- Step1-3　心身症の診断と治療　21
- Step1-4　ストレスへの気づきと心身症予防　26

Part 2　ストレスに強くなる

Step1　ストレスと上手につきあう方法

- Step1-1　ストレスを分析する　40
- Step1-2　職場環境を分析する　44
- Step1-3　考え方を変えるためのヒント　48
- Step1-4　ストレスに直面したときの対処方法　52

Step2　ライフスタイルを見直してストレスに強くなる

- Step2-1　ライフカルテを作成する　64
- Step2-2　1週間の生活リズムとバランスをチェックする　71
- Step2-3　生活スタイルを見直す　77
- Step2-4　ストレス・マネジメント・チェック　81

Part 3 職場におけるコミュニケーション

Step1 働きやすい職場をつくるコミュニケーション

- Step1-1　人間関係とコミュニケーション　94
- Step1-2　部下の話を積極的に聴くためのテクニック　99
- Step1-3　部下の話を引き出し、整理するためのテクニック　103
- Step1-4　日常的な会話をはずませるためのヒント　107

Step2 上手な自己主張のススメ

- Step2-1　自己表現の3つのタイプ　118
- Step2-2　ビジネスマンのためのアサーション・トレーニング　122
- Step2-3　主張の内容によるアサーションの種類　128
- Step2-4　得意な主張・苦手な主張をチェック　132

Part 4 自宅でできるリラクゼーション

Step1 リラクゼーションの効果

- Step1-1　ストレスにはリラックス・リラックス　144
- Step1-2　リラックス状態とは　148
- Step1-3　効果的なリラクゼーション　152
- Step1-4　その場でできるリラクゼーション法　156

Step2 さまざまなリラクゼーション法

- Step2-1 自律訓練法 ……………………………………………… 166
- Step2-2 漸進的筋弛緩法 ………………………………………… 171
- Step2-3 イメージ・トレーニング法 …………………………… 175
- Step2-4 ストレッチ体操 ………………………………………… 179

Part 5 職場におけるメンタルヘルス対策

Step1 職場におけるメンタルヘルスにかかわる制度

- Step1-1 労働安全衛生法 ………………………………………… 196
- Step1-2 労働者災害補償保険法 ………………………………… 200
- Step1-3 労働者の心の健康の保持増進のための指針 ………… 205
- Step1-4 ストレスチェック制度 ………………………………… 210

Step2 早期発見と再発防止のためのメンタルヘルス対策

- Step2-1 職場におけるメンタルヘルス対策の意義 …………… 224
- Step2-2 ちょっとした変化に気づき早期対応するために大切なこと …… 229
- Step2-3 職場復帰支援における重要ポイント ………………… 233
- Step2-4 事例性と疾病性を整理する …………………………… 237

Part 6 起こり得る心の病とその予防

Step1 さまざまなメンタル疾患への対応
- Step1-1 強迫性障害 ……… 250
- Step1-2 PTSD ……… 254
- Step1-3 依存症 ……… 258
- Step1-4 過換気症候群 ……… 264

Step2 働く世代のメンタル疾患への対応
- Step2-1 統合失調症 ……… 274
- Step2-2 働く世代の睡眠障害 ……… 279
- Step2-3 働く世代のうつ病 ……… 284
- Step2-4 働く世代の自殺 ……… 289

Part 7 職場におけるメンタルヘルスケア実践

Step1 メンタル疾患予備群の部下へのアプローチ
- Step1-1 日頃からのコミュニケーションによる予防 ……… 302
- Step1-2 トラブルの早期発見・早期対応 ……… 306
- Step1-3 早期受診による悪化防止 ……… 311
- Step1-4 病識のないケースへの対応 ……… 316

Step2 メンタル疾患からの職場復帰支援

- **Step2-1** 職場復帰支援の流れ ……… 328
- **Step2-2** 休業開始から休業中のケア ……… 332
- **Step2-3** 職場復帰支援プログラムの開始とフォローアップ ……… 338
- **Step2-4** メンタル疾患を抱えた部下に言ってはいけない一言 ……… 344

図表作成　横内俊彦
ブックデザイン・イラスト　土屋和泉

Part 1

現代社会とストレス

Step 1

働く世代のストレス

ストレスは心と身体にさまざまな影響を及ぼします。ストレスから逃れられない状況にある働く世代は、ストレスを知り、ストレス自体を活力源に変えるなど、上手につきあっていかなければなりません。

ストレスとは

「現代はストレス社会である」といわれて久しいですが、そもそも"ストレス"とは何をいうのでしょうか。

ストレス（stress）とは、もともとは**物理学**の用語であり、外部から力が加えられたときに生じる"歪み"のことをいいます。これを、カナダの生理学者であるハンス・セリエが、生物や医学の領域に導入して一般化されました。

ストレスとは、外部からの刺激によって引き起こされる生体側の歪みです。外部から何らかの刺激が与えられると、生体の恒常性（ホメオスタシス）が乱れ、防御反応を引き起こします。この生体反応が、ストレスです。

ストレッサーとストレス反応

ストレスを引き起こす外部からの刺激を、**ストレッサー**（stressor）といいます。ストレッサーによって引き起こされる生体反応を、ストレスあるいは**ストレス反応**と呼びます。

生体には、ストレスから身を守り、ホメオスタシスを維持しようとする働きが備わっています。ストレスの種類にかかわらず、類似した反応を示します。

この防御反応は、次の3段階に分類されます。

1	警告反応期	ストレッサーから生体を防御しようと、一連の反応・機能が働く
2	抵抗期	ストレッサーに対して、積極的に抵抗し、適応しようとする
3	疲憊期(ひはいき)	ストレッサーにさらされ続けた結果、生体の抵抗能力が消耗してしまう

ストレッサーの種類

　生体に歪みや変化を生じさせる刺激は、すべてストレッサーといえます。

　大きく、物理化学的ストレッサー、生物的ストレッサー、心理社会的ストレッサーに分類することができます。

物理化学的ストレッサー	気温、気圧、天候、騒音、振動、有害物質など環境による刺激
生物的ストレッサー	病気、ケガ、疲労、睡眠不足、栄養不足など生体に直接生じる
心理社会的ストレッサー	精神的苦痛、怒り、不安、人間関係、プレッシャーなど

　これらのストレッサーは別々に作用するのではなく、密接に、複雑に関連して、ストレス反応を引き起こしているといえます。

　働く世代では、仕事環境や職場環境に起因するストレスが圧倒的に多いといえます。仕事や職場では受け身の立場にあることが多い働く世代は、こうしたストレスから逃れたり、ストレスの原因を取り除くことが難しいといえます。

　ストレスが慢性化し、ストレスによる不調が日常化してしまうと、その状態が自分にとっての一般的な健康状態であると思い込んで、気がついたときには手遅れとなってしまいます。ストレスと心身の変化に気づき、早めに対処することが求められます。

良いストレス
悪いストレス

心理社会的ストレッサー

　心理的あるいは社会的にストレスを与える心理社会的ストレッサーは、次のように分類することもできます。

人間関係での問題	親子関係、家族関係、友人関係など
役割上の問題	役割負担、能力と役割、役割喪失など
欲求の阻害	食欲の阻害、支配欲の阻害など
環境の問題	環境の変化など

　働く世代では、仕事のプレッシャーや膨大な仕事量、職場での人間関係などがストレッサーとなります。結婚や子どもの誕生など、家族や家庭にまつわる**ライフイベント**もストレスの要因となります。

ストレス＝悪いもの？

　「ストレス＝悪いもの」ということではありません。そもそも、ストレスをまったくなくしてしまうということは不可能です。ストレスは、**その内容と程度**が問題となります。

　ストレスがない状態が逆にストレスとなることもあります。たとえば、仕事が暇すぎることがかえってストレスとなったりします。

　過剰なストレスは、心身に悪い影響を与えますが、私たちには、"適度なストレス"が必要なのです。

"良いストレス"と"悪いストレス"

　ストレスは、心身への負荷であると同時に、負荷に耐える力をもたらしてくれます。適度なストレスを受け、それに対応・対抗することを繰り返すことで、心身が鍛えられます。過剰なストレスによって心身がダメージを受けてしまわないよう、**適度な良いストレス**"を受けて鍛えることが必要であるといえるでしょう。

　では、"良いストレス"と"悪いストレス"の違いはなんでしょうか。
　会社から期待されている新人社員を例に考えてみましょう。会社からの期待は、ストレスです。
　"会社の期待に応えたい"という気持ちが仕事へのモチベーションとなり、結果的に会社の利益につながり、本人も社会人として成長できれば、それは"良いストレス"であったといえます。
　逆に、"会社の期待に応えなければならない"とプレッシャーとなり、それに押しつぶされてしまっては、それは"悪いストレス"であったということです。
　つまり、結果的に、抵抗力や適応力など、**力を増してくれるもの**が"良いストレス"で、**力を低下させてしまうもの**が"悪いストレス"だということです。

"悪いストレス"にしてしまわないように

　同じストレスでも捉え方によって良い方にも悪い方にもなることは、先の例で述べた通りです。ストレスを"悪いストレス"にしてしまわないようコントロール法を工夫することが必要です。
　プレッシャーによる適度な緊張感は、集中力を高め、ひらめきをもたらしたり、実力以上のものを発揮させたりする可能性を秘めています。しかし、緊張した状態が持続しすぎると、自律神経のバランスが

崩れ、心身に不調が現れてしまいます。「こんなことくらいたいしたことない」と放置しておくと、じわりじわりとボディブローのように効いて、心身を蝕みかねません。

　仕事や職場環境では、まじめで、勤勉で、責任感があればあるほど、ストレスが大きくのしかかってくるというのは、何とも皮肉な話です。

　どういった状況が負担となるのか、見極め、"**良いストレス**"にしていくことが重要です。

さまざまなライフイベントにおけるストレス度

　アメリカの精神科医であるホルムスとレイは、さまざまな人生のできごとが、どのくらいのストレスとなるか、その度合いを点数化しました。**社会的再適応評価尺度**（SRRS）と呼ばれ、個人のストレッサーの強さの指標として用いられています。

　主なできごとと点数は、次のとおりです。

できごと	点数
配偶者の死	100
離婚	73
近親者の死	63
ケガや病気	53
結婚	50
失業	47
配偶者への忍従	45
退職	45
家族の健康上の変化	44
妊娠	40
家族の増加	39
仕事上の変化	39
経済上の変化	38
親友の死亡	37

転職	36
借金やローンのトラブル	30
仕事上の責任の変化	29
子どもの自立	29
特別な成功	28
配偶者の就職・離職	26
子どもの入学・卒業	26
生活環境の変化	25
上司とのトラブル	23
勤務時間・条件の変化	20
転居	20
休暇	13

　合計得点が300点を超える場合、8割が大きな病気にかかり、200〜299点の範囲の場合、5割近くが病気になるとの報告もあるようです。

最適のストレスレベルを知る

　P16のグラフは、ストレスレベルと生産性の関係を表したものです。
　高すぎるストレスレベルはもちろん、低すぎるストレスレベルでも生産性は低くなっています。
　山のように、生産性が最も高まる最適のストレスレベルがあることがわかります。最適のストレスレベルでは、気分は爽快で、集中力が高く、エネルギッシュに実力を発揮でき、トラブルも冷静に処理でき、記憶力が増大し、ひらめきもあります。
　自分にとっての**最適のストレスレベルの範囲**を知ることが、ストレスから逃れることができない働く世代には重要です。

最適のストレスレベル

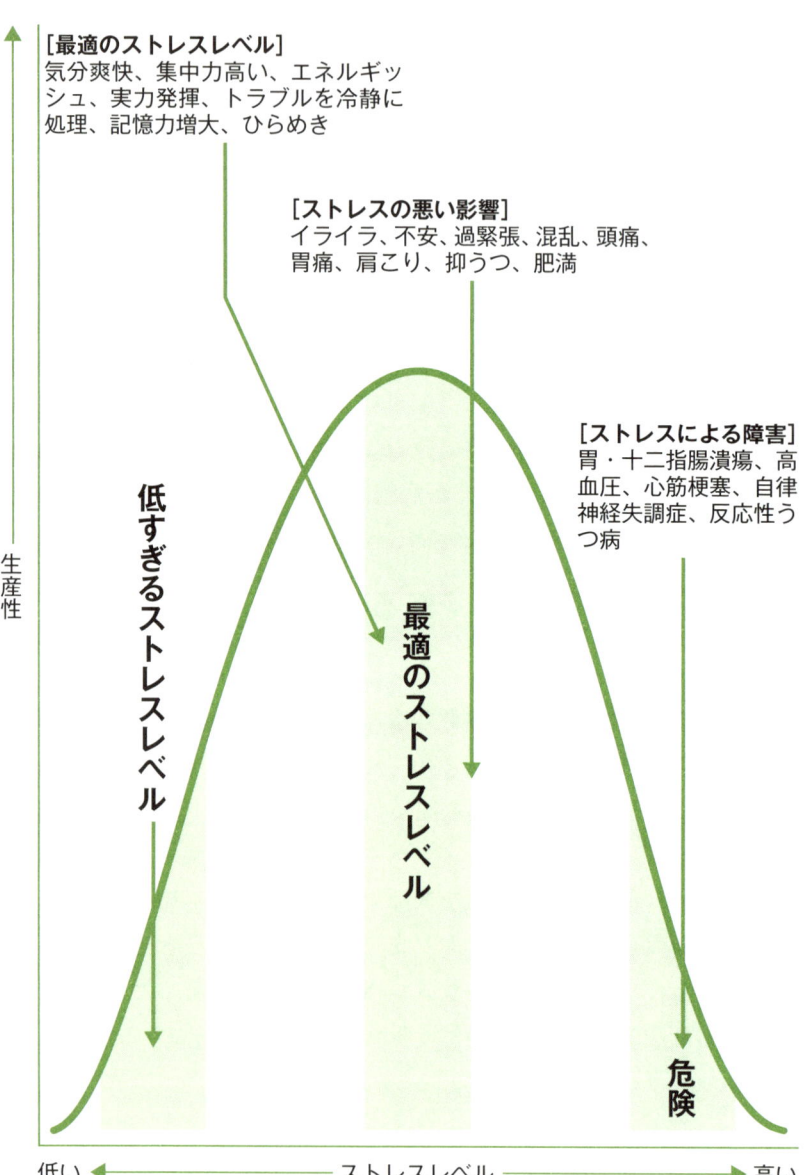

Step 1-2

ストレスが引き起こす心身の不調

ストレス反応のしくみ

　生体に備わっているホメオスタシスの維持機能とは、主に、自律神経系、内分泌系、免疫系がバランスをとっている状態であるということができます。ストレス反応とは、ストレッサーによってこのバランスが崩れ、それを立て直そうとする反応です。特に、視床下部 - 下垂体 - 副腎系が重要な役割を担います。

　大まかに捉えると、ストレッサーによって視床下部が刺激されると、下垂体からホルモンを分泌させたり、さらに副腎からホルモンを分泌させたり、内分泌系や自律神経系に影響を与えます。この内分泌系と自律神経系の変化が、免疫系に影響して、さまざまなストレス反応を生じさせます。

　ストレス反応とは、ストレスに対して、「闘うか、逃げるか」といった差し迫った事態に対応するためのものであるといえます。よって、闘ったり逃げたりすることに必要な力は最大化され、エネルギーが消費される態勢が整えられます。逆に、当面は必要ない機能は最小化されます。

　ストレスによって、**交感神経系**と**副腎皮質ホルモン系**が活性化されることが知られています。

ストレスによる症状

　ストレスにより、身体面や精神・心理面にさまざまな症状がみられます。

身体面	動悸、息苦しさ、手足のしびれ、のぼせ、頭痛、肩こり、倦怠感、疲労感など
精神・心理面	緊張感、イライラ、不安感、焦燥感、抑うつ感、無気力、意欲低下、情緒不安定など

　このような症状がみられたとしても、即、病気ということではありません。特に、働く世代では、このような症状を**慢性的**に感じている人も多いのではないでしょうか。
　また、行動的な反応として、大きく、**回避反応**と**発散**がみられます。

ストレスと病気

　ストレッサーの作用が強かったり、ストレス状態が長く続くと、ホメオスタシスが維持できなくなり、さまざまな障害が生じます。
　ストレスの身体反応が具体的に疾患となったものが、**心身症**です。心身症とは、「身体疾患の中で、その発症や経過に心理社会的因子が密接に関与し、器質的ないし機能的障害が認められる病態をいう。ただし、神経症やうつ病など、他の精神障害に伴う身体症状は除外する」と定義されています。
　心身症という１つの病気ではなく、病気の起こり方や進行にストレスが密接に関与している身体の病気全般の総称です。
　ストレス関連疾患といわれるものには、次のような病気があります。

① 胃・十二指腸潰瘍	② 潰瘍性大腸炎	③ 過敏性腸症候群
④ 神経性嘔吐	⑤ 本態性高血圧	⑥ 神経性狭心症
⑦ 過換気症候群	⑧ 気管支喘息	⑨ 甲状腺機能亢進症
⑩ 神経性食欲不振症	⑪ 偏頭痛	⑫ 筋緊張性頭痛
⑬ 書痙	⑭ 痙性斜頸	⑮ 関節リウマチ
⑯ 腰痛症	⑰ 頸肩腕症候群	⑱ 原発性緑内障
⑲ メニエール症候群	⑳ 円形脱毛症	㉑ インポテンツ

㉒ 更年期障害	㉓ 心臓神経症	㉔ 胃腸神経症
㉕ 膀胱神経症	㉖ 神経症	㉗ 不眠症
㉘ 自律神経失調症	㉙ 神経症的抑うつ状態	
㉚ 反応性うつ病	㉛ その他（神経性○○病と診断されたもの）	

中央労働災害防止協会『企業におけるストレス対応―指針と解説―』より

自律神経の働きと自律神経失調症

　自律神経系には、**交感神経**と**副交感神経**があります。意思とは無関係に、ホメオスタシス維持のために働きます。交感神経と副交感神経は、互いに反する作用を持ち、一方が促進すると、他方が抑制され、**バランス**をとっています。

　一般に、活動しているときや緊張しているときは、交感神経が優位になります。緊張が緩んだり、休息しているときは、副交感神経が優位になります。

　ストレスによって自律神経の調整機能に狂いが生じて、さまざまな症状が現れるものを、まとめて**自律神経失調症**ということがあります。「検査をしても、その症状を裏づける所見が見いだされず、また器質的病変がないのにさまざまな不定愁訴を訴える状態」と定義されるように、症状はさまざまで、明確に診断するのは困難です。あいまいなときに便利な病名として利用されているケースも多いようです。

心身症になりやすい性格

　心身症は誰でもなり得るものですが、ストレスを上手く解消することができず、心の奥底にため込んでしまいやすい人がなりやすいといえます。

一般に、心身症になりやすいタイプとして、次のようなものがあげられます。
- **想像力が不足している**
- **自分の感情を言語化することが苦手**
- **些細なことにこだわる**

これらは、**失感情症（アレキシサイミア）**と呼ばれます。

ストレスを感情的に処理しないまま無意識に抑え込んでしまい、やがて身体症状となって現れてくると考えられています。

いわゆる"弱音を吐けない"人は、ストレスを上手く解消できず、自分の中にため込んでしまいがちで、注意が必要です。

ストレスを感じやすい性格

同じ内容でもストレスに敏感な人とそうでない人がいます。ストレスを"悪いストレス"として感じやすい性格には、次のようなものがあげられます。
- **仕事を抱え込む**
- **細かいことにこだわる**
- **自尊心が強い**
- **責任感が強い**
- **物事を決めつけてかかる**

Step 1-3

心身症の診断と治療

除外診断を行う

　心身症では、まず、その症状が心身症以外の病気ではないことを確定させる必要があります。これを、**除外診断**といいます。

　思いあたる原因があり、ストレスによる心身症であることが疑われても、他の身体疾患や精神疾患が見逃されることがないよう、診察や検査は、必ず行います。

　安易に「ストレスのせい」と決めつけることなく、身体疾患の可能性も否定せずに、医療機関を受診します。

　たとえば、高血圧という症状が現れていたとしても、発症や経過にストレスが関係しているかどうかで、心身症の場合と、そうでない場合があり得るのです。心身症の場合は、ストレス状態を改善するための治療が必要となります。

　心身症は、心理的な治療と身体的な治療の両方を要する病気であるという認識が重要です。

心身症の診断

　除外診断を行いながら、身体症状の観察・評価、心理社会的状況の把握・評価を行い、心身症の可能性について検討していきます。

> - 現れている症状はストレスによって引き起こされやすいものか
> - ストレスを受けやすい性格傾向がみられるか
> - ストレスを受けやすい環境に置かれているか　など
>
> ⬇
>
> - 過去に同じようなことがあったか
> - 他に同じようなエピソードはないか　など

　ストレスによる自律神経系、内分泌系、免疫系の不調などが疑われ、それに相応した症状が現れている場合、**心身症**と診断されます。

慢性疲労症候群(CFS)

　原因不明の強い疲労感が少なくとも6ヶ月以上持続し、その疲労感によって日常生活・社会生活に支障をきたす疾患を、**慢性疲労症候群**と呼びます。疲労感とともに、微熱、頭痛、脱力感、思考力・記憶力・集中力の低下、抑うつ状態、不眠などの症状がみられます。

　発症にストレスがかかわっていることが明らかになりつつあります。

機能性身体症候群(FSS)

　身体症状は持続しているのに、検査をしても医学的に説明ができず、医学的アプローチによる治療が効かず、主観的な訴えと客観的な評価が大きく乖離していることで、さらに症状が持続し、増大するような病態を、**機能性身体症候群**と呼びます。

　ストレスとの関連が着目されています。

心身症の治療

"**ストレスへの気づき**"を促すことが、治療の基本的な方針となります。心身症では、客観的にストレスが身体症状を引き起こしているのが明らかにみえても、本人は気がついていないことが多いです。ストレスのせいであることを、本人が納得しない場合もあります。

ストレスによって身体症状が引き起こされるメカニズムを理解し、自分のストレスとストレス症状を客観視することが治療の第一歩です。

心身症の治療に決まった心理療法はありませんが、認知行動療法や自律訓練法などが行われます。本人の心理的問題を解決するために適切な治療法を、主治医と相談しながら選択していきます。

○認知行動療法

学習の結果、身についた特定の好ましくない症状や行動を明確化し、新たな行動を学習したり、修正を行おうとする精神療法を、行動療法といいます。行動療法の技法に、認知的な技法を導入したのが、認知行動療法です。非適応的な行動は、認知の歪みによるものと捉え、認知のあり方を本人と一緒に検証・検討することを通じて、非適応的な行動の修正や問題解決を行おうとします。

○自律訓練法

自己暗示を行うことで、全身の緊張を解き、心身の状態を自分でうまくコントロールできるように工夫された段階訓練法です。ドイツの精神科医であるシュルツによって創設された手法で、自己催眠のメカニズムが取り入れられています。リラクゼーション法として代表的なものの1つで、心身症などに効果があるとされています。

○バイオフィードバック法

　本人が自覚しにくい自律神経機能を、本人の目や耳に光や音でフィードバックし、身体の調整・リラックスを図ろうとする方法です。

○その他の心理療法

　交流分析、箱庭療法、芸術療法、森田療法、内観療法、家族療法、ブリーフセラピーなどがあります。

心身症の薬物療法

　ストレス症状の緩和、ストレス症状による二次的な不安感や抑うつ感に対して、**抗不安薬**を用いた薬物療法が行われます。抑うつ感が強い場合は、抗うつ薬が用いられることもあります。
　身体症状には、対症療法的な薬剤が用いられます。

心身症の内科診療のポイント

　慢性の腹部愁訴があるにもかかわらず、それを説明するに足りる局所の器質的疾患、代謝性疾患などの全身疾患がみられない病態を総称して、機能性消化管障害（FGIDs）と呼びます。代表的な消化器系心身症の1つです。
　「心身症―診断・治療ガイドライン2006」から、機能性消化管障害の内科診療のポイントをみて、**心身症における内科診療のポイント**について考えてみましょう。

○受診理由の把握

　機能性消化管障害は、慢性疾患であり、なぜ"今"受診するのかを把握することが重要となります。

○**心理社会的視点を重視したアプローチ**
- 病(やまい)に対する患者の視点→癌恐怖を持つ患者への語り掛け
- 検査で異常がなかったことのフィードバック
- 慢性疾患に適応するという姿勢を促す→「治療」から「ケア」へ
- 健康的な行動の強化→「治療の主体は患者である」

Step 1-4

ストレスへの気づきと心身症予防

病気の一歩手前でとどめること

　誰でも、極度に緊張すると胃が痛くなったり、頭が痛くなってきたり、身体に不調が生じた経験はあるでしょう。ストレスで心身に不調が生じることは、ストレス反応のメカニズムからも特別なことではありません。

　身体の不調を慢性化させたり、悪化させたりして、"**病気**"となってしまう手前でとどめることが重要です。不調に陥ったときも、すぐに回復できる力をつけておく必要があります。

　働く世代で陥りやすいのは、ストレスによる症状を慢性的に感じている場合が多く、日常化してくると、その状態が自分にとっての**普通の状態**であると捉えてしまって、心身が徐々に蝕まれていっていることに気づかないで、知らないうちに取り返しがつかないくらい悪化させてしまうパターンです。

こまめにリフレッシュを図ること

　使い終わった食器や洗濯物は、その都度洗えば、1回にかかる時間や負担は、それほど大きくはありません。部屋の片付けも、取り出した物をその都度元に戻しておく習慣をつけておけば、部屋が足の踏み場もない状態になったりはしません。靴も磨かなければ、汚れが溜まる一方です。

　ストレスも同じです。「ストレスがたまってきた」「最近、少し不調が続いている」と感じたら、その都度、リフレッシュしてストレスを

軽減・解消する習慣をつけておくことが大切です。
　働く世代は、仕事や家庭での役割で忙しく、目の前のことに追われて、なかなか自分だけの時間を自由につくり出すことは難しいかもしれませんが、意識的にこまめに**リフレッシュ**を図り、ストレスと心身症を予防しましょう。

ストレスの自覚

　厚生労働省「労働者健康状況調査」結果によると、現在の仕事や職業生活に関することで強い不安、悩み、ストレスとなっていると感じる事柄がある労働者の割合は、**約6割**となっています。
　強い不安、悩み、ストレスを感じる事柄は、「職場の人間関係の問題」「仕事の質の問題」「仕事の量の問題」が、それぞれ約3割を超えています。
　ここで、あえて注目したいのは、「強い不安、悩み、ストレスがない」という回答が、約4割あるということです。
　"良いストレス"として働いているのであれば問題はないのですが、心身の変化の小さな積み重ねに気づかず、知らないうちに"悪いストレス"となってしまわないよう注意が必要です。
　ストレスをストレスとして自覚できること、悪い影響を及ぼさない程度で解消できること、が大切です。

相談するだけでも効果がある

　厚生労働省「労働者健康状況調査」結果によると、仕事や職業生活に関するストレスについて、「実際に相談したことのある」労働者について、不安、悩み、ストレスが解消されたかどうかを問うたところ、「解消された」が約3割、「解消されなかったが、気が楽になった」が

約6割となっています。

相談しても解消されなかったケースが、解消されたケースの2倍ですが、「解消もされず、気が楽にもならなかった」が約5〜6％であることを考えると、身近な人に相談することは、**「気が楽になる」**という点で、非常に効果があるといえるでしょう。

ストレスを言葉にすること、すなわち、**自分の中から吐き出すこと**の重要性を認識しましょう。

実際に相談できるかどうか

厚生労働省「労働者健康状況調査」結果によると、現在の自分の仕事や職業生活での不安、悩み、ストレスについて「相談できる人がいる」とする労働者の割合は約9割で、男女別では、女性の方が男性より、約6％高くなっています。

これを、実際に相談したかどうかでみてみると、「実際に相談した人がいる」のは、男性が約65％、女性が約80％で、2割弱の開きが生じています。

女性よりも男性の方が、ストレスを吐き出せずに抱え込んでしまうのでしょうか。

相談した相手も、「上司・同僚」に相談したケースは、女性よりも男性で多く、「家族・友人」に相談したケースは、男性よりも女性が多くなっている点が目につきます。

こうした**男女差にも配慮したストレス対策**が求められます。

仕事や職業生活に関する強い不安、悩み、ストレスの有無及び内容別労働者割合

(単位：%)

区分		平成24年	男性	女性	就業形態 正社員	契約社員	パートタイム労働者	派遣労働者	臨時・日雇労働者	平成19年
労働者計		100.0	100.0	100.0	100.0	100.0	100.0	100.0	100.0	100.0
強い不安、悩み、ストレスがある		60.9 (100.0)	60.1 (100.0)	61.9 (100.0)	64.1 (100.0)	62.7 (100.0)	45.3 (100.0)	68.1 (100.0)	48.6 (100.0)	58.0 (100.0)
強い不安、悩み、ストレスの内容（3つ以内の複数回答）	仕事の質の問題	33.1	34.9	30.9	35.0	26.4	28.1	27.1	-	34.8
	仕事の量の問題	30.3	33.0	27.0	32.9	25.8	20.5	13.0	31.3	30.6
	仕事への適性の問題	20.3	19.6	21.0	20.8	21.2	13.6	35.7	25.5	22.5
	職場の人間関係の問題	41.3	35.2	48.6	37.9	40.4	64.1	37.3	41.8	38.4
	昇進、昇給の問題	18.9	23.2	13.7	21.3	18.7	6.2	9.6	0.2	21.2
	配置転換の問題	8.6	8.7	8.3	10.1	2.2	5.7	0.0	1.0	8.1
	雇用の安定性の問題	15.5	12.8	18.7	9.7	44.2	20.6	60.4	34.7	12.8
	会社の将来性の問題	22.8	29.1	15.0	26.5	12.0	10.5	3.8	37.8	22.7
	定年後の仕事、老後の問題	21.1	22.4	19.6	21.4	29.4	13.6	15.7	34.0	21.2
	事故や災害の経験	2.1	2.3	1.9	1.9	4.2	1.7	1.7	8.4	2.3
	その他	8.2	6.0	11.0	7.7	8.5	11.0	7.1	26.7	9.3
	不明	-	-	-	-	-	-	-	-	0.1
強い不安、悩み、ストレスがない		39.1	39.9	38.1	35.9	37.3	54.7	31.9	51.4	41.2
不明		-	-	-	-	-	-	-	-	0.8

相談したことによる不安、悩み、ストレスの解消状況別労働者割合

(単位:%)

区分	平成24年	男性	女性	(年齢階級) 20歳未満	20～29歳	30～39歳	40～49歳	50～59歳	60～64歳	65歳以上	平成19年
労働者計	100.0	100.0	100.0	100.0	100.0	100.0	100.0	100.0	100.0	100.0	100.0
実際に相談したことがある	73.8 (100.0)	65.8 (100.0)	83.7 (100.0)	87.1 (100.0)	78.9 (100.0)	79.1 (100.0)	74.7 (100.0)	67.4 (100.0)	53.0 (100.0)	59.8 (100.0)	70.1 (100.0)
解消された	33.0	34.6	31.4	57.2	36.2	30.9	31.1	29.9	45.2	49.3	28.7
解消されなかったが、気が楽になった	61.1	58.8	63.3	42.8	59.2	62.2	62.9	65.6	51.8	24.7	64.8
解消もされず、気が楽にもならなかった	6.0	6.6	5.3	-	4.6	6.8	6.0	4.6	3.0	25.9	4.7
不明	-	-	-	-	-	-	-	-	-	-	1.8

ストレスを実際に相談した人の有無及び相談相手別労働者割合

(単位：%)

区分		平成24年	男性	女性	20歳未満	20〜29歳	30〜39歳	40〜49歳	50〜59歳	60〜64歳	65歳以上	平成19年
労働者計		100.0	100.0	100.0	100.0	100.0	100.0	100.0	100.0	100.0	100.0	100.0
実際に相談した相手（複数回答）	実際に相談した人がいる	73.8 (100.0)	65.8 (100.0)	83.7 (100.0)	87.1 (100.0)	78.9 (100.0)	79.1 (100.0)	74.7 (100.0)	67.4 (100.0)	53.0 (100.0)	59.8 (100.0)	70.1 (100.0)
	上司・同僚	66.9	67.2	66.6	67.2	67.4	72.5	69.5	58.5	48.7	55.7	62.1
	家族・友人	82.1	76.9	87.3	95.1	88.0	86.1	77.6	79.8	72.0	60.7	80.9
	産業医	3.2	4.1	2.2	-	0.9	1.5	3.4	6.0	4.4	19.6	1.2
	産業医以外の医師	3.9	4.6	3.1	1.0	1.9	1.6	3.7	5.3	4.0	44.5	2.1
	保健師又は看護師	3.0	2.9	3.1	1.0	1.1	1.5	3.5	4.3	5.8	20.1	1.3
	衛生管理者又は衛生推進者等	1.2	0.9	1.5	-	0.5	1.5	0.1	2.0	1.7	19.3	0.3
	カウンセラー等	2.4	1.9	2.8	1.0	1.9	2.0	1.5	3.2	1.4	19.3	0.9
	その他	3.7	3.3	4.1	1.8	3.9	1.8	3.0	5.8	3.6	22.3	2.1
実際に相談した人はいない		26.2	34.2	16.3	12.9	21.1	20.9	25.3	32.6	47.0	40.2	29.9

注：平成19年の「実際に相談した人はいない」には、「相談できる人はいない」が含まれる。

以上、資料：厚生労働省「労働者健康状況調査」より

 Step1

働く世代のストレス
理解度チェック

 **1** 次の文章で適切なものには○を、間違っているものには×をつけなさい。

①ストレスはすべて悪いものである。[ ]
②社会的再適応評価尺度によると、自分のケガや病気より、離婚によるストレスの方が強い。[ ]
③社会的再適応評価尺度によると、結婚はストレスとはならない。[ ]
④低すぎるストレスレベルでも生産性は低くなる。[ ]
⑤最適のストレスレベルの範囲を知ることが重要である。[ ]

 **2** 次の文章中の[ ]内で正しいものを選びなさい。

①ストレスによって[ア 交感神経系 イ 副交感神経系]が活性化される。
②心身症は、ストレスによる[ア 心理面 イ 身体面]の反応である。
③一般に活動しているとき[ア 交感神経系 イ 副交感神経系]が優位になる。
④想像力が[ア 豊かな イ 不足している]人は、心身症になりやすい。
⑤責任感が[ア 強い イ 弱い]人は、ストレスを感じやすい。

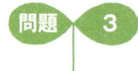 **3** 次の文章にあてはまる語句を、下記の語群から選びなさい。

①心身症では、その症状が心身症以外の病気でないことを確定させる

［　］を行う。
②心身症では、ストレス症状緩和のために［　］が行われる。
③原因不明の強い疲労感が少なくとも6ヶ月以上持続し、その疲労感によって日常生活・社会生活に支障をきたす疾患を、［　］という。
④自己暗示を行うことで、全身の緊張を解き、心身の状態を自分でうまくコントロールできるように工夫された段階訓練法を、［　］という。
⑤非適応的な行動は、認知の歪みによるものととらえ、認知のあり方を本人と一緒に検証・検討することを通じて、非適応的な行動の修正や問題解決を行おうとする精神療法を、［　］でという。

語群
Ⓐ環境調整　Ⓑ除外診断　Ⓒ薬物療法　Ⓓ認知行動療法　Ⓔ自律訓練法　Ⓕ慢性疲労症候群　Ⓖ機能性身体症候群

問題 4 次の文章で適切なものには○を、間違っているものには×をつけなさい。

①ストレスによる心身の不調は、すべて病気である。［　］
②厚生労働省の調査によると、仕事や職業生活でストレスを感じている割合は、約6割である。［　］
③厚生労働省の調査によると、「仕事の量の問題」には多くがストレスを感じているが、「仕事の質の問題」はストレスを感じる事柄とはならない。［　］
④厚生労働省の調査によると、ストレスについて相談しても、ストレスは解消されず、気も楽にならないケースが最も多い。［　］
⑤厚生労働省の調査によると、悩みやストレスについて相談できる人がいる割合は、男性より女性の方が多い。［　］

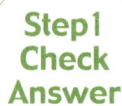

働く世代のストレス
理解度チェック 解答と解説

問題1
① ✕ 私たちには適度なストレスが必要で、"良いストレス"は、抵抗力や適応力など、力を増してくれます。
② ○ 配偶者の死が最も強いストレッサーとなるとしています。
③ ✕ 結婚もストレッサーとなります。
④ ○ 高すぎるストレスレベルはもちろん、低すぎるストレスレベルでも生産性は低くなります。
⑤ ○ 最適のストレスレベルでは、集中力が高く、実力を発揮でき、トラブルにも冷静に対処できます。

問題2
① ア ストレスによって、交感神経系と副腎皮質ホルモン系が活性化されます。
② イ 心身症は、病気の発症や進行にストレスが密接に関与している身体の病気全般をいいます。
③ イ 交感神経系が優位のとき、血管は収縮し、血圧は上昇し、心拍数は増加します。
④ イ 想像力が不足していたり、感情を言語化することが苦手であったり、失感情症の人は心身症になりやすいといいます。
⑤ ア 仕事を抱え込んだり、ストレスを感じやすいといえます。

問題3
① Ⓑ（除外診断）：ストレスによる心身症が疑われても、診察や検査を行い、除外診断をすることが必要です。
② Ⓒ（薬物療法）：不安感や抑うつ感に対しては、抗不安薬などが用いられます。
③ Ⓕ（慢性疲労症候群）：発症にストレスが関わっていることが明ら

かになりつつあります。
④　Ｅ（自律訓練法）：ドイツの精神科医であるシュルツによって創設された手法です。
⑤　Ｄ（認知行動療法）：行動療法の技法に、認知的な技法を導入したのが、認知行動療法です。

問題4

① ×　ストレスで心身に不調が生じることは誰にでも起こり得ることなので、慢性化させたり悪化させたりして病気にならないよう、一歩手前でとどめることが重要です。
② ○　「強い不安，悩み、ストレスがない」という回答が、約4割ありますが、自覚しないまま"悪いストレス"として蓄積しないよう注意が必要です。。
③ ×　「仕事の質の問題」をストレスを感じる事柄としている割合は、約3割を超えています。
④ ×　「解消されなかったが、気が楽になった」が約6割を占めています。
⑤ ○　実際に相談した割合も、女性の方が多くなっています。

Part 2

ストレスに強くなる

Step 1

ストレスと上手につきあう方法

　自分のストレスを客観的によく知り、自分なりのやり方で適切に対処することで、ストレスを活力源とし、自分自身を成長させることができます。

ストレス耐性を高める

　ストレスに対して、どの程度まで障害が生じることなく耐えられるかを、**ストレス耐性**といいます。ストレス耐性が高い人は、ストレスに強い人です。ストレス耐性とは、ストレスに対する脆さ、弱さと言い換えることもでき、ストレス耐性が低いと、ちょっとしたストレスでも心や身体、社会生活に支障をきたしてしまうことになります。

　ストレス耐性に影響を与える要因として、1つには、その人の性格や考え方や行動のパターンなど、パーソナリティがあります。もう1つには、その人のさまざまな経験があげられます。

　ストレス耐性は生まれつき決定されているものではありません。運動で身体を鍛えることができるように、意識的に**ストレス耐性を高めていく**ことも可能です。

　ストレス耐性を高めるためには、まず、どのようなことがストレスになっているのか、そのストレスはどの程度の影響を与えているのか、ストレスへの対処法として何が有効か、など個人のストレスについて客観的に把握し、理解していくことが必要です。

ストレス・マネジメント

　ストレスへの対応については、単純にストレスの原因自体を減らすことを中心に置くのではなく、自分なりの方法で適切に対処し、**ストレスをコントロール**して上手につきあっていくのが望ましいと考えられています。

ストレスチェック

　簡単なストレスチェックをしてみましょう。あてはまるものに○をつけてください。

```
〔　　〕①なかなか眠れないことがある。
〔　　〕②やる気、集中力がない。
〔　　〕③以前より持病があり、気になる。
〔　　〕④他の人より遊んでいない方だと思う。
〔　　〕⑤気をつかうことがあり、疲れている。
〔　　〕⑥ちょっとしたことでも思い出せないことがある。
〔　　〕⑦休日、外出しようと思うが、面倒になってやめてしまう。
〔　　〕⑧最近何かに熱中することがなくなってしまった。
〔　　〕⑨不安でたまらなくなり、疲れてしまうことがある。
〔　　〕⑩自分はどちらかというとマイナス思考だ。
〔　　〕⑪最近いろいろなことに興味を持つことが減った。
〔　　〕⑫眠りが浅い、または朝起きられなくて困っている。
〔　　〕⑬もっと体調がよくなりたい。
〔　　〕⑭今より自分に自信が持てれば、成功すると思う。
〔　　〕⑮もっと気楽になれたらなと思う。
〔合計　　　　　　〕
```

　○の数＝5個以内：適度のストレスです。

　○の数＝6～10個：やや強くストレスを感じています。

　○の数＝11個以上：強いストレスを感じています。

Step 1-1

ストレスを分析する

3つの面からの分析

　ストレス・マネジメントは、ストレスについて知ることからはじまります。自分あるいは部下のストレスをよく知るために、**ストレス状況**、**ストレス反応**、**ソーシャル・サポート**の3つの面からストレスを把握し、分析します。

ストレス状況を把握する

　現在のストレス状況がどのようなものであるかを客観的に把握し、分析します。

> - 何がストレッサーとなっているのか
>   ⇨仕事の内容？　仕事量？　仕事の進捗？　上司の叱責？　同僚との関係？
> - どの程度のストレスになっているか
>   ⇨心身に具体的な反応は出ているか？
> - 対処方法はあるか
>   ⇨自分で適切に対処できるか？　外部のサポートが必要か？
>   ⇨自分で対処できる状況か？　サポートが得られる状況か？
> - 現在の状況
>   ⇨現在もストレス状況下にあるのか？　悪化していないか？

ストレス反応を把握する

　現れているストレス反応を把握し、生じやすい反応のパターンについて分析します。

- 身体面に出ている反応は
  ⇨ 不眠、睡眠過多、食欲不振、食べすぎ、飲みすぎ、胃もたれ、胃痛、便秘、下痢、頭痛、高血圧、動悸、不整脈、肩こり、腰痛、背中の痛み、息苦しさ、過呼吸
- 精神・心理面に出ている反応は
  ⇨ 落ち込み、イライラ、怒りっぽい、不安感、緊張感、無気力、なげやりになる、やる気が出ない、悲観的思考、否定的思考、集中できない、自分を責める、他人を責める、楽しめない、面白くない、寂しい、人恋しい、誰にも会いたくない
- 行動面に出ている反応は
  ⇨ 攻撃的言動、逃避的言動、ライフスタイルの乱れ
- どの面に反応が出やすいのか

ソーシャル・サポートを把握する

　まわりの人間関係は、プラスに作用しているか、マイナスに働いてしまっているものはないか、把握します。

　プラスに作用しているものは、どのような点がストレスの緩和に有効に働いているのか、分析します。

　ストレスの緩和には、周囲の人々からの支援が有効です。これを、**ソーシャル・サポート**といい、次のような支援が考えられます。

情緒的支援	共感、配慮、信頼など、人間関係の情緒的結びつきによる支援
道具的支援	仕事を分担したり、看病したり、経済的に支援したり、直接的に行う支援
情報的支援	有益な情報を提供して、活用してもらおうとする支援
評価的支援	その人の考えや行動を認める支援

職業性ストレス簡易調査票の項目

　仕事や職場におけるストレスを、厚生労働省「職業性ストレス簡易調査票フィードバックプログラム」でチェックしてみましょう。

A～Dの各項目について、4段階で評価します。

A. 心理的な負担の原因に関する項目

（そうだ／まあそうだ／やや違う／違う）

> ①非常にたくさんの仕事をしなければならない
> ②時間内に仕事が処理しきれない
> ③一生懸命働かなければならない
> ④かなり注意を集中する必要がある
> ⑤高度の知識や技術が必要な難しい仕事だ
> ⑥勤務時間中はいつも仕事のことを考えていなければならない
> ⑦身体を大変よく使う仕事だ
> ⑧自分のペースで仕事ができる
> ⑨自分で仕事の順番・やり方を決めることができる
> ⑩職場の仕事の方針に自分の意見を反映できる
> ⑪自分の技能や知識を仕事で使うことが少ない
> ⑫私の部署内で意見のくい違いがある
> ⑬私の部署と他の部署とはうまが合わない
> ⑭私の職場の雰囲気は友好的である
> ⑮私の職場の作業環境（騒音、照明、温度、換気など）はよくない
> ⑯仕事の内容は自分に合っている
> ⑰働きがいのある仕事だ

B. 心理的な負担による心身の自覚症状に関する項目

（ほとんどなかった／ときどきあった／しばしばあった／ほとんどいつもあった）

①活気がわいてくる	②元気がいっぱいだ
③生き生きする	④怒りを感じる
⑤内心腹立たしい	⑥イライラしている
⑦ひどく疲れた	⑧へとへとだ
⑨だるい	⑩気がはりつめている
⑪不安だ	⑫落ち着かない
⑬ゆううつだ	⑭何をするのも面倒だ

⑮物事に集中できない	⑯気分が晴れない
⑰仕事が手につかない	⑱悲しいと感じる
⑲めまいがする	⑳体のふしぶしが痛む
㉑頭が重かったり頭痛がする	㉒首筋や肩がこる
㉓腰が痛い	㉔目が疲れる
㉕動悸や息切れがする	㉖胃腸の具合が悪い
㉗食欲がない	㉘便秘や下痢をする
㉙よく眠れない	

C. 他者による支援に関する項目

(非常に／かなり／多少／全くない)

次の人たちはどのくらい気軽に話ができますか？	1. 上司 2. 職場の同僚 3. 配偶者、家族、友人等
困ったとき、次の人たちはどのくらい頼りになりますか？	1. 上司 2. 職場の同僚 3. 配偶者、家族、友人等
個人的な問題を相談したら、次の人たちはどのくらい聞いてくれますか？	1. 上司 2. 職場の同僚 3. 配偶者、家族、友人等

D. 満足度に関する項目

(満足／まあ満足／やや不満足／不満足)

1. 仕事に満足だ
2. 家庭生活に満足だ

Step 1-2

職場環境を分析する

職場におけるストレス要因

　近年、職場における「いじめ・嫌がらせ」、「パワーハラスメント」が社会問題として顕在化しています。厚生労働省の定義によると、「職場のパワーハラスメント」とは、「同じ職場で働く者に対して、職務上の地位や人間関係などの職場内の優位性を背景に、業務の適正な範囲を超えて、精神的・身体的苦痛を与えるまたは職場環境を悪化させる行為」をいいます。上司から部下に行われるものだけでなく、先輩・後輩間や同僚間、さらには部下から上司に対してさまざまな優位性を背景に行われるものも含まれます。

　職場の**パワーハラスメント**に該当する行為は次のように分類されます。

類型	具体的行為
身体的な攻撃	暴行・傷害
精神的な攻撃	脅迫・暴言等
人間関係からの切り離し	隔離・仲間外し・無視
過大な要求	業務上明らかに不要なことや遂行不可能なことの強制、仕事の妨害
過小な要求	業務上の合理性なく、能力や経験とかけ離れた程度の低い仕事を命じることや仕事を与えないこと
個の侵害	私的なことに過度に立ち入ること

職場のいじめ・嫌がらせによるストレス

　職場のいじめ・嫌がらせは、職場内の人間関係を悪化させるととも

に、職場の秩序を乱し、勤労意欲の阻害や組織の生産性の低下をもたらします。心身の不調をもたらす原因ともなります。

　上司自らのストレスを、部下に"あたる"ことで解消しているケースもあります。「無視をする」「わざと咳払いをする」「見下すしぐさをする」「否定する」など、些細なことのようにみえても、くりかえし行われることで、想像以上の精神的苦痛となる場合もあります。

　職場内のストレス要因を把握して、職場環境の問題点を明らかにして、**職場環境を改善すること**が必要です。

燃え尽き症候群

　熱心に取り組んでいた物事に対して、ある日突然、まるで燃え尽きてしまったかのように、意欲を失い、無気力、抑うつ、イライラなどを示す状態に陥ってしまうことがあります。

　これは燃え尽き症候群またはバーンアウト症候群と呼ばれています。1970年代に、アメリカのフロイデンバーガーが最初に提唱したといわれ、看護師、教員、ヘルパーなど、**ヒューマンサービス**に従事する人に多くみられるといいます。

　予防策として、個人と組織の両面で、ストレス管理に取り組むことが必要とされています。

最近の職場事情

　裁量労働制やプロジェクト単位の労働が取り入れられ、個人主義や能力主義が台頭している状況では、多少の勤怠や職場不適応は発見されにくかったり、個人的な問題として片づけられたりするかもしれません。

　業務の複雑化や過密化が進み、管理監督者も自分自身の仕事が忙し

く余裕が持てなくなっており、部下の**心の健康状態にまで配慮していられない**というのが実情かもしれません。

管理監督者による職場環境への配慮

　管理監督者は、部下の仕事の状況を**日常的に把握**し、個々の部下に過度な長時間労働、過重な疲労、心理的負荷、責任等が生じないようにするなど、部下の能力や適性、職務内容に合わせた配慮を行うことが求められます。

職場環境改善の取り組みの視点

　作業環境、作業方法、労働者の心身の疲労の回復を図るための施設・設備等、職場生活で必要となる施設・設備等、労働時間、仕事の量と質、パワーハラスメント、セクシュアルハラスメント等の職場内のハラスメントを含む職場の人間関係、職場の組織及び人事労務管理体制、職場の文化や風土等の職場環境等の影響を考慮して、職場レイアウト、作業方法、コミュニケーション、職場組織の改善などを通じた**職場環境等の改善**に取り組みます。

職場環境改善を通じたストレス対策

　アメリカ国立労働安全衛生研究所（NIOSH）は、次のとおり職場環境等の改善を通じたストレス対策のポイントをあげています。
①過大あるいは過小な仕事量を避け、仕事量に合わせた作業ペースの調整ができること
②労働者の社会生活に合わせて勤務形態の配慮がなされていること
③仕事の役割や責任が明確であること

④仕事の将来や昇進・昇級の機会が明確であること
⑤職場でよい人間関係が保たれていること
⑥仕事の意義が明確にされ、やる気を刺激し、労働者の技術を活用するようにデザインされること
⑦職場での意志決定への参加の機会があること

職場の快適度チェック

　職場環境におけるソフト面の現状を的確に把握し、その上で問題点を発見し、具体的な職場全体の取り組みに役立てることのできるツールです。

　厚生労働省委託事業として中央労働災害防止協会が作成した「快適職場調査（ソフト面）」及び「職場のソフト面の快適化の手引き」等に基づき制作されています。

　管理者用のチェックシート（事業所用）、従業員用のチェックシートの２つのチェックシートを比較し、管理者と従業員の意識の違いを比較・検討することにより、働きやすい職場づくりに向けたソフト面の課題を把握し職場の改善ができるようになっています。

　①キャリア形成・人材育成、②人間関係、③仕事の裁量性、④処遇、⑤社会とのつながり、⑥休暇・福利厚生、⑦労働負荷の７つの領域と総合評価によって、**職場のソフト面**をチェックします。

Step 1-3

考え方を変えるためのヒント

価値観は変化するもの・させるもの

　人は子どものころから次第に見聞を広め、社会が広がり、大人になっていくものです。それぞれの時代に抱いていた価値観も、成長とともに姿を変えていきます。幼いころ悩んできたことが、今となっては取るに足らないことであることに気づかされることはよくあります。

　しかし、このように長い年月をかけなくても、人は視点や考え方を少し変えるだけで、目の前のできごとにうまく対処できるようになるものです。

　ストレス・マネジメントで大切なことは、「**認知**」の問題です。適切な認知ができて、初めて適切な対処ができるのです。

　同じ環境、同じ仕事でも、イライラしやすい人とそうでもない人がいます。考え方をちょっと変えただけで、「なんで今までこんなことが気になっていたのだろう？」と思うこともあります。これらは、認知の違いなのです。

　ストレッサーに対する評価を変えると、ストレスが軽減されることがよくあります。自分の反応や考え方のクセを知り、「**認知の修正**」をすれば、心身のバランスがとれ、ストレスともうまくつきあっていくことができるのです。

認知の修正

　「違う考え方」があると自覚することで、ストレスが軽減したり、解消されたり、ストレスと上手につきあっていけるようにもなります。

「こうあるべき」「こうしなければならない」という考え方はやめて、その状況を当たり前のことと捉え、前向きに考え、自分自身を受け入れる**ポジティブ・シンキング**が大切です。

ただし、認知の修正によって全ての状況が好転するわけではないことも認識すべきです。たとえば、仕事に対する知識や経験不足が原因でストレスを招いているとしたら、その場合は、視点を変えるとか、考え方を変えるなどといったものではなく、積極的に学習し根本的に問題を解決してストレスを軽減させるのが最善の方策のはずです。

認知さえ変えればいいわけではなく、自分なりに反省し努力することが大切になるのです。

そうしたことも踏まえ、どのように認知の修正をしたらいいのかを見ていきましょう。

物事の捉え方の歪み

破局的な見方	最悪の事態を考えてしまう ちょっとした困難でも大きな破局や不幸な結末を想像してしまう
全か無かの思考	二者択一的に考えてしまう あいまいな状況や中間的状況を受け入れることができず、少しでも満たされないと、全否定したり、投げ出してしまう
過度の一般化	一事が万事の考え方 「結局、○○だ」と、すべてのできごとを1つの解釈に一般化してしまう
感情的判断	自分の感情から、できごとの意味や是非を判断する
自己関係づけ	関係ないできごとなのに、自分に責任があるように判断する
思いつきによる推論	思いつきで場当たり的に決めつけてしまう

当たり前に考える

　私たちは自分勝手な考え方や、間違った思い込みのために、ストレスを感じてしまうことがよくあります。忙しさにかまけて、十分なコミュニケーションをとらなかったために、意思の疎通が図られず、そのことが仕事に影響したり、言葉が足りずに相手の感情を傷つけたり、傷つけられたりということは日常茶飯事ではないでしょうか。

　働く世代は仕事で得た経験をもとに、生産性を高めていきます。したがって自分の手法にのっとって仕事を進めることが、最もストレスが少ないものなのですが、そこに他人の価値観が入り込んだり、あるいは自分の価値観を他の場面で入れ込んだりすると、さまざまな軋轢や誤解が生じストレスは増大していきます。

　「こうあるべき」「こうしなければならない」という間違った思い込み、当たり前ではない考えを直して、**当たり前に考える**のです。

　普通に考えたら、「人それぞれ意見が違うのが当然である、全員がぴったり一致することは難しい」「上司のお誘いでも上手に断ればいい」わけです。もしそう考えられたら、意見が合わなくてもそれほど気にならないでしょうし、上司に誘われても、適当に断ったりできるようになるでしょう。

前向きに考える

　物事は見方を変えれば、良いように捉えることができます。

　たとえば、「上司に間違いを指摘された」というのは、見方を変えれば「自分の足りないところをフォローしてもらった」と考えることもできます。「責任重大な仕事を任されてプレッシャーだ」というのも、「これは自分のスキルアップのチャンスだ」「いろいろなことを勉強できるぞ」などと、**前向きに考える**こともできるわけです。

自分に優しい言葉を使う

　日本語には「言霊（ことだま）」という言葉があります。言葉には霊的な力があり、その言葉を口にすることで願いがかなったり、人に大きな力をおよぼしたりする、と昔から考えてられてきました。
　「病は気から」とはよく言われることです。気持ちの持ち方しだいで、病からの回復は早くなるという意味ですが、そういうことは実際にあるものです。そして、気持ちを鼓舞するものが言葉なのです。
　ネガティブな言葉を口にすれば、すでに気持ちは後退している証です。気持ちが後退すれば、さらに気弱な言葉しか出てこなくなるという、負のサイクルにはまり込んでしまいます。
　物事がうまくいかないときに、「やっぱり自分はダメだ」「どうせ自分には無理だ」というような、自分に厳しい言葉を使っていると、自分に自信がなくなり、ストレスはどんどんふくらんでいきます。もしそのような言葉が頭に浮かんできたら「ストップ！」と自分に言い聞かせましょう。そして自分を励ますような、**ポジティブで優しい言葉**を、自分で自分にかけてあげるのです。それを繰り返すうちに自信を取り戻し、ストレッサーが軽減される効果があります。

優しい言葉の例

まぁいいか。深呼吸。ぼちぼち、いこか。少しチャランポランに。ほどほどが大切。開き直る。ケセラセラ。明日は明日の風が吹く。時ぐすり。時間が解決する。時間は最良の医師。明けない夜はない。やまない雨はない。忘の得。あるがまま。人は慣れる動物である。最初はしんどい。遊び心を大切に。そんなに悪くないよ、自分。私にしかできないことがある。1人でやらなくてもいい。失敗は成功の母。

　自分なりの魔法の言葉をみつけましょう。

Step 1-4

ストレスに直面したときの対処方法

ストレス・コーピング

　ストレスへの対処方略を、**ストレス・コーピング**といいます。
　ラザルスが提唱した理論によると、ストレッサーを経験した場合に、それをどのように捉え、どのように対処するかによって、個人のストレスレベルが決定されるといいます。
　あるできごとや状況が、自分にとって脅威的なものであるか、重要なものであるか、といったストレッサー自体に対する認知的評価を、一次的評価といいます。そして、ストレッサーに対して、どのような対処が可能であるかというコーピングに関する評価を、二次的評価といいます。
　ストレッサーの認知的評価を行い、コーピングを実行して、ストレス反応を表出するまでの一連の過程を、**ストレス**と捉えています。

情動焦点型コーピングと問題焦点型コーピング

　ストレス・コーピングには、大きく2種類あるとされています。

情動焦点型コーピング	不快な情動のコントロールを目的とする	問題を回避したり、否認したり、感情を発散させるなど 問題の本質的解決にはならない
問題焦点型コーピング	問題解決を目的とする	ストレス状況の中で問題となっていることは何か、どう解決すべきかなどを考え実行する

　ストレス状況を自分ではコントロールすることが不可能であると判

断された場合に、情動焦点型コーピングがとられやすいといえます。問題焦点型コーピングは、問題解決を行える能力、また、自分にはできるという自信（**自己効力感**）、**ソーシャル・サポート**などが必要となります。

ストレス・コーピングを成功させるために

　ストレス・コーピングが成功するかどうかには、いくつかのポイントがあります。まずは身体が健康であるということです。健康でなければ、それだけストレスに対処することも難しくなります。また、「自分はできる」という自信（**自己効力感**）があるかどうかも大切なことです。現実的に問題解決のために方策を練り、実行する能力（**問題解決スキル**）も必要です。さらには、対人関係をスムーズに作り、保っていく能力（**社会的スキル**）やその人を取り巻く人々、環境が何らかの形で援助してくれるかどうか（**ソーシャル・サポートの有無**）も関係してきます。

　一般に、このようなコーピングのための能力や環境がある場合には**問題焦点型コーピング**になり、ない場合には情動焦点型コーピングとなります。しかし、情動焦点型コーピングだけでは限界があります。両方を併用したり、使い分けたりしながら、徐々に問題焦点型コーピングへの転換をしていくことが上手なストレス・マネジメントであるといえます。

具体的なストレスへの対処法

　普段、無意識に行っていることもあるかもしれませんが、客観的に整理してみましょう。

がまんする	できる限りがまんするのも1つの対処法です がまんしているうちに、慣れたり、気にならなくなったりすることもあります
回避する	ストレッサーから逃げたり、ストレッサーを避けたり、距離をおいたりします 意識的、積極的に回避するのも1つの対処法です
忘れる	嫌なことは忘れてしまうというのも1つの対処法です 忘れることができるから、人間は生きていけるのだ、と言われることもあるように、人間に備わった能力です
相談する	誰かに話を聞いてもらうだけで、気持ちが落ち着いたり軽くなったりすることがあります アドバイスをもらったり、励ましを受けたり、自分では気づかなかったことに気づいたりすることもできます
主張する	ストレス状況を改善するために自己主張します この場合、自分だけでなく相手のことも尊重した自己主張であるアサーションを心がけます

気分転換の方法

　気分転換する方法としては、次のようなものがあります。

○リラックスして心と身体をいたわる

　ゆっくり深呼吸したり、目を閉じて楽しいことをイメージする／好きな風景を思い浮かべる／好きな言葉を繰り返し唱えてみる／笑顔を作ってみる／昔のアルバムを見る／懐かしい曲や好きな音楽を聴く／アロマテラピー／お茶を飲む／肩もみ／ストレッチ／マッサージやエステ／ゆっくりお風呂に入る／入浴剤を入れて入る／温泉に行く／外食しに行く／昼寝、何もしないでボーっとする　など

○自己表現を行う

　気持ちをノートに書き出してみる／文章を書く／日記をつける／やってみたいことを書いてみる／その計画表を立てる／やりたいことを

誰かと語り合う／オリジナル料理を作る／家庭菜園を作る／楽器を演奏する／粘土や陶芸／絵を描く　など

○**外へ向けて発散する**

大笑いする／お笑い番組を観る／落語を聞く／大声で叫ぶ／泣きわめく／クッションを叩く、蹴る／新聞や雑誌を破る／コンサートなどに出かける／誰かとおしゃべり／長電話／カラオケ／ライブ／ジェットコースターや遊園地／スポーツ／スポーツ観戦／ダンス／音楽に合わせて体を動かす／ラジオ体操　など

○**他のことに集中する**

自然（空、夕日、山、海、木、花、草など）に触れる／ガーデニング／散歩／ゆっくり歩く／山歩き／サイクリング／旅行／パズルやゲーム／新しいことに挑戦してみる／資格取得にチャレンジする／ボランティア活動／本を読む／映画を観る／美術館／ペットを飼う　など

○**生活に変化を加える**

髪形、ファッション、メイクを変える／部屋を模様替えしてみる／整理整頓する／いらないものを捨てる／いつもとは違う道を通る／寄り道をする／時計をしない日を作る／テレビを見ない日を作る／いつもとは違うことをしてみる／無駄なことをしてみる　など

どの方法を選択するか

どのストレス・コーピングが効果があるとか、人気があるとかいうものではありません。

パーソナリティを始め、価値観や自己評価、まわりの環境、対人関

係などによっても、コーピングの働きは変わってきます。大切なことは、できるだけコーピングの**レパートリーを増やしておく**ことです。使えるコーピングが多ければ、「これがダメなら、あっちを試してみよう」というように、さまざまなストレスに対して、適切な方法を選んで乗り切っていくことができます。ひとりひとりが自分に一番合った、自分なりのストレス対処法をたくさん見つけておくようにしましょう。

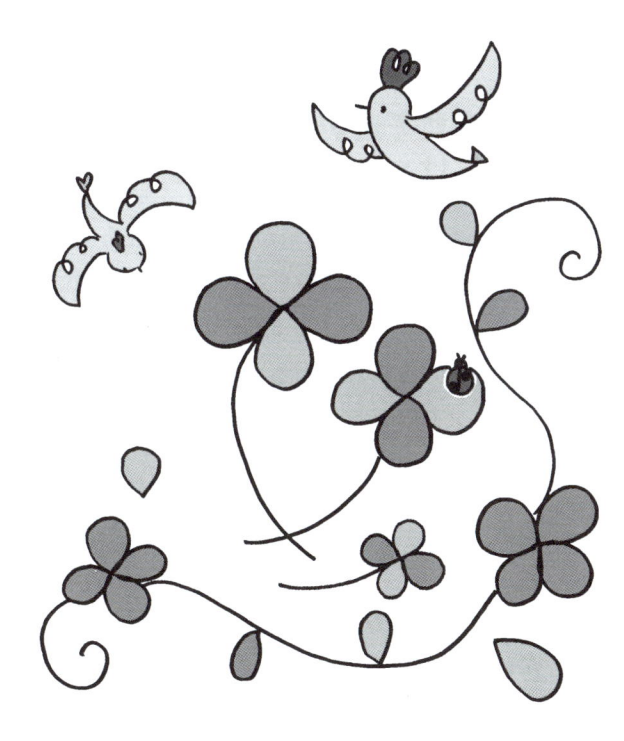

Step1 ストレスと上手につきあう方法
理解度チェック

問題 1 次のソーシャル・サポートの表の [ ] にあてはまる語句を答えなさい。

[①]	共感、配慮、信頼など、人間関係の情緒的結びつきによる支援
[②]	仕事を分担したり、看病したり、経済的に支援したり、直接的に行う支援
[③]	有益な情報を提供して、活用してもらおうとする支援
[④]	その人の考えや行動を認める支援

① [   ] ② [   ]
③ [   ] ④ [   ]

問題 2 次の文章で適切なものには○を、間違っているものには×をつけなさい。

①パワーハラスメントとは、上司から部下に行われる行為をいう。[ ]
②相手に対する過小な要求は、パワーハラスメントに該当しない。[ ]
③職場のいじめや嫌がらせは、上司が自分のストレスを部下にあたることで解消している場合もある。[ ]
④教員は、バーンアウト症候群に陥りやすい。[ ]
⑤仕事の役割や責任が明確であることは、ストレス対策として有効である。[ ]

問題 3 次の文章中の [ ] 内で正しいものを選びなさい。

①ストレスと上手につきあうには、[ア ポジティブ イ ネガティ

ブ ］・シンキングが大切である。

②二者択一的にすべてのものごとをとらえてしまうことを、［ ア 過度の一般化　イ 全か無かの思考 ］という。

③関係ないできごとも自分に責任があるように判断することを、［ ア 自己関係づけ　イ 感情的判断 ］という。

問題 4　次の文章のうち、情動焦点型コーピングの例として適切なものを1つ選びなさい。

①趣味のサークルでメンバーとの人間関係が悪化して悩んでいたが、機会をとらえ、仲直りし、悩みが解消した。

②プレゼンであがりそうになったが、内容を思い浮かべてリハーサルをしたら、気分が楽になった。

③小さいミスをして気分が落ち込んでいたので、仲間とカラオケに行ったら元気が出てきた。

④仕事量が多くて心身の調子を崩したので、上司に相談して仕事量を減らしたら、回復した。

Step1 Check Answer

ストレスと上手につきあう方法
理解度チェック 解答と解説

問題1
①情緒的支援
②道具的支援
③情報的支援
④評価的支援

職場の上司や同僚と円滑にコミュニケーションできたり、支援を受けられるかは、ストレスの緩和に重要です。

問題2
① × 上司から部下に行われるものだけでなく、先輩・後輩間や同僚間、さらには部下から上司に対して様々な優位性を背景に行われるものも含まれます。
② × 業務上の合理性がなく、能力や経験とかけ離れた程度の低い仕事を命じることや仕事を与えないことは、パワーハラスメントに該当します。
③ ○ 上司が自分のストレスを、部下に八つ当たりすることで解消しているというケースもあります。
④ ○ バーンアウト症候群は、ヒューマンサービスに従事している人に多くみられるといいます。
⑤ ○ 仕事の役割や責任が明確で、仕事量に合わせた作業ペースの調整ができることはストレス対策として有効です。

問題3
① ア ネガティブな思考や言葉は、負のサイクルにはまり込んでしまいます。何ごとも前向きに捉えることが大切です。
② イ 過度の一般化とは、「結局、〇〇だ」とすべてのできごとをひとつの解釈に一般化してしまうことをいいます。

③ ア 感情的判断とは、自分の感情から、できごとの意味や是非を判断してしまうことをいいます。

問題4

③
情動焦点型コーピングとは、不快な情動のコントロールを目的とする対処法で、問題を回避したり、感情を発散させたりするものです。
①、②、④は、問題解決を目的とする問題焦点型コーピングの例です。

Step 2

ライフスタイルを見直して
ストレスに強くなる

　ライフカルテを作成して、ストレス・マネジメントの視点から、現在の生活を見直し、ストレスに強くなるための生活習慣改善の目標を設定します。

キーワードは"リズム"と"バランス"

　ライフスタイルが乱れることで、心身に負担がかかりストレスが生まれます。そうすると、ストレスと生活習慣の乱れが蓄積し、生活習慣病という形で表に現れてきます。このように、ライフスタイルの乱れとストレスとは密接にかかわっているのです。
　改善するためのキーワードは"**リズム**"と"**バランス**"にあります。
　本来、人間は一定の**リズム**の中にいると安心します。リズムの狂った調子はずれの音楽を聴いていると、なんだか気分が悪くなったり、イライラしてくることはありませんか？　変化は時にはいいものですが、変化ばかりで落ち着くひまがないという状況では、到底ストレスは解消されません。また、**バランス**も人間が生きていく上で欠かすことができません。私たちの身体は体内のバランスを保つようにできています。たとえば、暑ければ汗をかく、寒ければ鳥肌が立つ、そうやって常に身体の体温調節をしています。同じように、ストレスに対しても、心はバランスをとろうと必死になっています。意識的に自分の生活のバランスをとることで、心の働きを支えることが大切なのです。

生活習慣と寿命

　英国の医師ブレスローとベロックは、7000名を対象とした調査で、次

の7つの生活習慣が寿命に大きな影響を与えることを明らかにしました。
①規則正しく3度の食事をとり、間食をしない。
②毎日朝食をきちんととる。
③適度の運動を週に2〜3回行う。
④適性体重を維持する。
⑤毎日7〜8時間の睡眠をとる。
⑥タバコを吸わない。
⑦アルコールは飲まない、もしくはいつでも止められる。

　これらの7つのうち、3項目しか実践していなかった人は、55歳の時点での平均余命が13.8年、寿命にして68.8歳でした。しかし、6項目以上実践していた人は、平均余命25.0年、寿命にして80.0歳と10年以上も長かったといいます。

ライフスタイルの乱れをチェック

　普段は真面目に会社で働いていても、いったん家に帰れば、部屋着やパジャマでダラダラと過ごすという人も多いでしょう。ちゃんと会社に行っていれば、家庭では何もせずぼんやりしていたり、多少元気がなくても、あまり困ることはありませんし、注意されることもないでしょう。本人にとって家族は最も身近な存在ですが、実は本人が本人らしく生き生きと仕事をしている状態を意外に知らないものです。

　反対に、職場では意欲や集中力などの面で、家庭では求められない高いレベルが必要とされます。よって、メンタル疾患は家庭よりも職場で気づかれる場合も多いのです。ライフスタイルの乱れも同様です。ストレスがたまっていないかどうかは、**職場でのライフスタイルの乱れ**に注意することで把握することができます。

ライフカルテを作成する

Step 2-1

ライフカルテとは

　ライフカルテとは、心身の健康管理のために、自分の生活を、特に**ストレス・マネジメントの視点**から見直すためのものです。

　自分の生活や考え方、感じ方を書き出すことによって、自分自身を見直し、生活改善の手がかりとします。

　ライフカルテのポイントは、ストレス・マネジメント・チェック表とストレス分析シートをもとに、現在の状況（問題点、改善したい点）、生活環境（家庭環境や現在のライフスタイル）、生活背景（学歴、職歴、既往歴）、ストレスに対するマネジメント能力（個人の対応力、サポート・システムの有無など）を分析することです。

ストレス・マネジメント・チェック表の記入

　ストレスチェック（Step2-4参照）とストレスへの適応能力テスト、生活のバランスチェックが含まれています。ストレス適応能力テストは、その人の持つストレスに対する強さを見ることができます。生活習慣のチェックテストは、生活パターンを簡単に振り返ることができるようになっています。

【ストレスへの適応能力テスト】
　以下のあてはまる項目の数で、ストレスに対する強さ、力をみます。

| ① 仕事や学校以外にも人間関係がある。 | |

② 自分が疲れたと思ったら、無理をしないようにしている。	
③ 失敗しても、そこから何かを得ようと考えることができる。	
④ 何でも話すことができる人間関係がある。	
⑤ どんなものでも、所属している集団、グループがある。	
⑥ 休日は趣味や余暇で充実した日を過ごしている。	
⑦ 自分のよさをわかってくれる人がいる。	
⑧ 人から楽天的と言われる。	
⑨ 自分を必要としている人がいる。	
⑩ 体力的にも精神的にも自分の限界がわかっている。	
	合計

8以上：強い方	5〜7：平均的	4以下：弱い方

【生活習慣のチェックテスト】

以下のあてはまる項目の数で、生活のバランスをみます。

① 毎日15分以上は歩いている。	
② 自分が疲れていることに早めに気づくことができる。	
③ 1日3食、ほぼ決まった時間に食べている。	
④ 朝起きた時に、「よく寝た」と思える。	
⑤ 身体を動かすことが好きで、週1、2回は運動をしている。	
⑥ 休息時間は十分に取れていると思う。	
⑦ あまり偏食しない。	
⑧ 寝つきはいい方である。	
⑨ 毎日の起床時間はほぼ同じである。	
⑩ 人と一緒にご飯をおいしく食べることができる。	
	合計

8以上：健康的な生活	5〜7：平均的	4以下：バランスの崩れ

ストレス分析シートの記入

　ストレス状況、ストレス反応、サポート・システム、ストレス解消法を書き出します。それによって、現在置かれている状況を**客観的に把握する**ことができます。このシートは、半年に１回ぐらい記入し、置かれている状況が、どのように改善されているかを知るためにも使うことができます。

ライフカルテを記入する

　ストレス・マネジメントのために書くのですから、抱えているストレスの原因に関する情報、ストレスに対処するために役立ちそうな情報をできるだけ多く書くことがポイントです。

A．現在の状況

　生活の中で問題だと思っていること、課題、改善したいことなどを書きます。ストレス分析シートの〈ストレス状況〉を参考に書くといいでしょう。できるだけ**具体的**に書くことがポイントです。

B．個人と生活環境

〈個人のパーソナリティ〉

　その人の性格、物事の考え方などの特徴を書きます。

〈家族構成、および家庭環境〉

　同居している家族を中心に書きます。家庭環境は、住宅事情や、住んでいる地域、誰が働いているのかなどの情報を書きます。

〈現在のライフスタイル〉

　普段の生活がどんなものであるかを書きます。どのような時間帯に通勤するか、通勤時間、平均的な睡眠時間、タバコやお酒の量、休日の過ごし方などです。

ストレス分析シート

記載日　　　年　　月　　日

Ａ ストレス状況

Ｂ ストレス反応

身体の反応

不眠　睡眠過多　食欲不振　食べすぎ飲みすぎ　胃もたれ　胃痛
便秘　下痢　頭痛　高血圧　動悸　不整脈　肩こり　腰痛
背中の痛み　息苦しさ　過呼吸　その他（　　　　　　　　）

心の反応

落ち込み　イライラ　怒りっぽい　不安感　緊張感　無気力
なげやり　やる気が出ない　悲観的思考　否定的思考
集中できない　自分を責める　他人を責める　楽しめない
おもしろくない　寂しい　人恋しい　引きこもる
誰にも会いたくない　その他（　　　　　　　　）

Ｃ サポート・システム

Ｄ ストレス解消法

C．生活背景
〈学歴・職歴〉

　最終学歴、職歴、免許や資格を書きます。

〈既往歴〉

　治療中も含め、今までにかかった大きな病気を書きます。

D．ストレス・マネジメント能力
〈ストレス状態〉

　ストレス・マネジメント・チェック表をもとに、現在のストレス状態を書きます。

〈対応力とサポート・システム〉

　ストレスへの適応能力テストとストレス分析シートの〈サポート・システム〉を参考に、ストレスに対しての強さがどの程度か、ストレスに対処するための人的資源があるかを書きます。

〈認知の修正〉

　ストレス・マネジメントのために「認知の修正」が必要かどうか、どのような修正が必要かを書きます。

〈コーピング・スキル〉

　情動焦点型コーピング、問題焦点型コーピングのどちらを使う傾向にあるか？　具体的には、どのようなコーピングを使っているか？　などを書きます。

〈その他の情報〉

　その他、ストレス・マネジメントに関係あると思われることを書きます。たとえば、興味のあること、趣味やボランティア、宗教、夢などです。

　ライフカルテを書いてみて、感想はいかがですか？　そこに記されるべき人の**強み**、**弱み**、**足りない部分**など、気づいたこと、考えたこと、感じたことを、備考欄に書いてみましょう。

ライフカルテ

フリガナ	生年月日		性別	職業
名前	T・S・H　　年　　月　　日			
住所		電話		
		携帯電話		
緊急連絡先1		緊急連絡先2		

A 現在の状況（問題点、課題など）

B 個人と生活環境

パーソナリティ

家族構成

家庭環境

現在のライフスタイル

C 生活背景

学歴・職歴

既往歴

D ストレス・マネジメント能力

ストレス状態

対応力とサポート・システム

認知の修正

コーピング・スキル

その他の情報

備考

1週間の生活リズムとバランスをチェックする

Step 2-2

リズムとバランスのある生活

　リズムとバランスという点から、現在の生活を見直してみましょう。ストレスに強くなるためには、リズムのある生活、つまり規則正しい生活と**仕事・食事・睡眠・運動・趣味**のバランスがとれている生活が重要です。

1週間の行動記録表をつける

　1行目には、その日の起床時間と就寝時間、睡眠の状態と体調を記入します。
　午前中と午後に分けてその日の行動（時間や場所、外出したら目的と時間、外食したらその時間、帰宅時間、など）を記入します。
　感想・備考欄には、行動をした後の感想や行動の評価を記入します。
　食事の欄には何を食べたかを、簡単に記入します。
　これを1週間続けます。
　1週間を振り返って、いくつかの面から日常の生活を評価します。
　行動記録表は、ふだん意識していない自分の日常生活を書き出すことで、自分の**生活パターンを見直す**手助けとなります。また実際に生活パターンを修正していくときにも、引き続き記録していくことで、どのくらい目標が達成されたかを評価する手段ともなります。活用してください。

1週間の行動記録表

月　　日（　）	起床	就寝	睡眠	体調
AM 行動			感想・備考	
PM 行動			感想・備考	
食事	朝	昼	夜	

月　　日（　）	起床	就寝	睡眠	体調
AM 行動			感想・備考	
PM 行動			感想・備考	
食事	朝	昼	夜	

月　　日（　）	起床	就寝	睡眠	体調
AM 行動			感想・備考	
PM 行動			感想・備考	
食事	朝	昼	夜	

1週間を振り返って

睡眠・休息

体調

食事・食欲

仕事・家事など

その他

メリハリのある生活を心がける

　リズムのある生活とは、**メリハリのある生活**です。仮に家にいることの多い人であっても、ONとOFFのスイッチを上手に切り替えましょう。

　1日の予定を立て、スケジュール化することで気持ちに張りが出てくるかもしれません。休憩時間は何ものにもとらわれずにゆったりと休むなど、緊張と弛緩を作ることです。

　運動、仕事、睡眠、休息、食事のバランスを保ち、心と身体を健康にする生活を送れば、日常的なストレスの多くは解消されていくものです。忙しくてイライラしたり、考えすぎや心配ごとで胃や頭が痛んだりしたときは、特に生活のリズムを崩さないように心がけることです。

　がんばりすぎると、結局どこかに無理が出ます。疲れているときは休み、気分転換をした方が仕事の能率も上がります。自分の**心の声**、**身体の声**をよく聞いて、自分のペースを守ることです。

睡眠

　ストレスがたまってくると、まず睡眠に症状が表れるという人は少なくありません。布団に入ってもなかなか寝付けない、夜中に何度も起きてしまう、時間的には寝ているのに寝た気がしない、夢ばかり見る、朝早く起きてしまうなどです。

　人それぞれ、必要な睡眠時間は違いますので、自分にとって**最適な睡眠時間**を見つけ、それをしっかり確保することが大切です。できるだけ、毎日決まった時間に寝起きできるようにしましょう。

　残業、つきあい、自宅での仕事、早朝出勤、悩みなどで、睡眠は阻害されがちです。可能な限り普段の規則正しい生活への復帰を意識し

ましょう。

食事

　3食きちんと、おいしく食べることが健康的な生活の基本です。偏った食事や不十分な食事、不規則な食事は、ストレスに対する抵抗力を弱めてしまいます。食欲も心身の健康状態を知るバロメーターです。食欲がないときは、どこかに問題があることが多いですし、飲みすぎ、食べすぎも健康的とはいえません。ご飯をおいしく、適量食べられるかどうかが大切なポイントです。野菜などを心がけて摂るように、栄養のバランスに注意しましょう。P76の食事バランスガイドを参考にしてみましょう。

　特に働く世代は、朝は時間がなく飲み物だけになってしまったり、昼食は外食であったり、簡単なもので済ませたり、夕食の時間も不規則で、帰ってから夜食を食べる、などとバランスがとりにくいものです。自分が食べるものにちょっと注意を向け、3食のうち、1食は徹底的に健康を意識したメニューにする、などの工夫ができれば理想的です。

　また、食事は単なる栄養補給ではありません。誰かとだんらんしながら、おいしさを味わい、リラックスする場でもあります。そのような面からも自分の食生活を見直す必要があります。食事は1日の中でメリハリをつける最も適した行動といえます。朝食はたとえ少しであっても摂るようにしましょう。

仕事や家事など

　働く世代にとって、生活の中心が仕事になることは、ある程度仕方がないでしょう。ただ、生活する上で必要な、その他のことにも目を向ける必要があります。

また、家事は毎日のようにこなさなければならない作業であることにも気づかいましょう。外での仕事同様に家事もストレスの温床です。

　楽しく仕事（家事、勉強など）ができているかは、とても大切です。仕事が順調で、思うようにはかどるときは、ストレスもあまり感じないでしょう。しかし、いくら仕事が楽しいといっても、働きすぎはよくありません。「仕事が趣味です」とか「特に趣味はありません」という人がいますが、それでは仕事のストレスが強くなったときに、他でバランスをとることができなくなってしまいます。仕事もほどほどに、休息とのバランスを保ちながら、が原則です。**生きがい、心のゆとり**は大切です。

軽い運動

　散歩や**軽い運動**は、心身の健康を保つために大切です。身体を十分に動かさないと、それ自体が身体にとってのストレスとなるのです。1日15分程度は体を動かしたいものです。自分なり、その人なりの身体を動かす方法、運動などを見つけましょう。

体調管理

　体が健康であれば、ストレスへの抵抗力も高くなります。しかし、体が弱って、抵抗力が落ちてくると、さまざまな病気にもかかりやすくなります。自分の体調にも敏感であることが大切です。

　少し疲れているな、体が本調子ではないなと思ったら、早めに休むようにします。疲れたときに出やすい症状には、頭痛、めまい、胃痛、吐き気、下痢、便秘などがあります。疲れたときにどんな症状が出やすいのかを知っておき、**体調のバロメーター**にしましょう。

　忙しさで体調を振り返る余裕がないことは、体調の面でも、そして

精神的なゆとりがないことにおいても問題です。そんなときこそ一呼吸おきましょう。忙しいときこそ、どこかで切り替えて悪い流れにリセットをかけることが大切です。そうすればストレスも解消され、仕事の効率も上がります。

食事バランスガイド
あなたの食事は大丈夫？

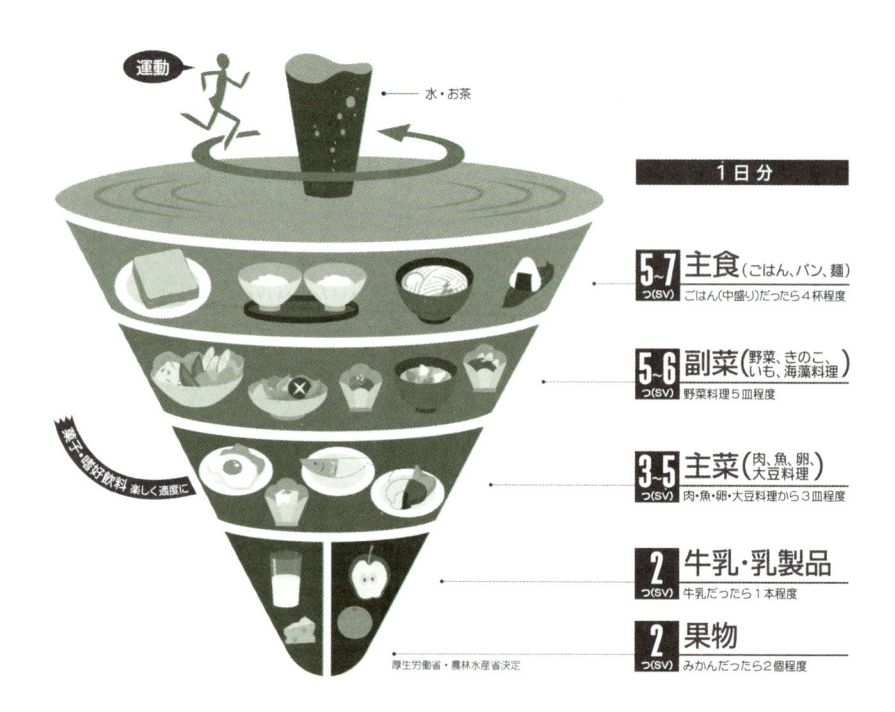

- 運動
- 水・お茶
- 菓子・嗜好飲料 楽しく適度に

1日分

5〜7 つ(SV) 主食（ごはん、パン、麺）
ごはん（中盛り）だったら4杯程度

5〜6 つ(SV) 副菜（野菜、きのこ、いも、海藻料理）
野菜料理5皿程度

3〜5 つ(SV) 主菜（肉、魚、卵、大豆料理）
肉・魚・卵・大豆料理から3皿程度

2 つ(SV) 牛乳・乳製品
牛乳だったら1本程度

2 つ(SV) 果物
みかんだったら2個程度

厚生労働省・農林水産省決定

Step 2-3

生活スタイルを見直す

問題解決のための目標と課題

　日常の生活を振り返り、問題点、改善したいところが出てきたら、次のステップは**問題解決のために何ができるのか**を考えることです。
　問題解決のための目標と課題評価シートを使います。

問題点・課題

　日常の生活の中で、改善したいと思っている問題点を記入ます。長期的なものでもかまいませんが、漠然とではなく、**短期目標**が立てられるような形で書いてください。
　たとえば「人前で話すのが苦手でストレスを感じてしまう。次の○月○日の会議でプレゼンしなければならないので、その場であまり緊張しないで話せるようにしたい」などのようにです。

目標

　課題に対して、**1〜2週間以内に達成できる見通し**がある短期目標を設定します。非現実的な目標は避け、これならがんばれば何とかできるかな、というものにします。たとえば、「プレゼンするための原稿を書く」「同僚に原稿チェックをお願いする」「リラクゼーションを毎日10分間やってみる」「うまく話そうと思わない」などのように記入します。なるべく一目で内容が把握できるように、**箇条書き**のように短くまとめていくといいでしょう。

問題解決のための目標と課題評価シート

記載日　　　年　　月　　日

A 問題点・課題

B 目標と方法、評価

目標	方法	評価日	評価	感想・備考

※評価　1：全くできなかった　2：少ししかできなかった　3：まあまあできた
　　　　4：よくできた　5：大変よくできた

C 全体の評価、次のステップに向けて

方法

　目標を達成するための方法を記入します。
「○日までに原稿を書く。必要な資料もチェックしておく」「同僚にお願いしてみて、OKなら×日に渡す」「腹式呼吸によるリラクゼーションを寝る前にやってみる。それから本番前にもやってみる」「"うまく話そうと思うな"という紙を書いて、原稿と一緒に持っていく。焦ってきたらその紙を見るようにする」などのように、できるだけ**具体的**に、そして**現実的**にできそうなことにします。

評価・評価日

　評価は、5段階でつけます。自分自身の評価でもいいですし、他の人に評価をお願いしてもいいでしょう。
　記載日から**1～2週間前後**で、一度課題を評価した方がいいでしょう。

感想・備考

　この目標を立て、考えた方法を実行してみて、どうだったかを記入します。
　たとえば「原稿を書いてみたが、本番中に見る余裕はなかった。でも一度書いたことで、内容はだいぶ頭には入っていたので、前と比べればずいぶんまともにプレゼンすることができたと思う」「他人の意見が聞けてよかった」「忘れてできないことの方が多かったが、それでも進歩したと思う」「紙に書いて一緒に持っていたのはよかった」などです。

全体の評価、次回のステップに向けて

次に目標を立てるときの参考になるように書いておきます。

たとえば、「今回、原稿を書いてみて、それをその場で読むのは難しいと思った。しかし書くと内容は頭に入るので、緊張しながらも何を話していいのかわからなくなることはなかった。次回はポイントを箇条書きしたものを用意した方がいいのかもしれない。リラクゼーションは毎日続けないと、いざというときに忘れてしまうのでこれからも続けたい」などです。

職場の中でのライフスタイル

職場の中でライフスタイルを考える場合、職場外の生活パターンが重要になってきます。特に仕事と家庭生活、休息などのバランスがとれているかどうかをみることが大切です。そのような視点から生活パターンを見直していきましょう。

企業や組織の中で、このようなライフカルテを作る場合、本人の了承を得て作ることが大切です。プライバシーの問題が密接にかかわるものですから、カルテの管理に関しては、細心の注意を払う必要があります。その点は十分に注意してください。

ストレス・マネジメントの原則は**「自分を大切にする」こと**です。こんなふうにいうと自己中心的と思われがちですが、自分を大切にできない人には、本当の意味で他人を大切にすることはできないのです。自分を大切にすることは、人を大切にすることでもあるのです。自分なりの方法で、「自分を大切にする方法」を見つけられるようにサポートしてあげてください。

Step 2-4

ストレス・マネジメント・チェック

ストレス・マネジメント・チェックを行う

次の各項目で「はい」か「いいえ」で答えてください。(「はい」のうち、特に気になるものにチェックを入れてください)

	項目 (M:心の反応　B:身体の反応)	はい	いいえ	特に気になる
1	なかなか眠れないことがある (B)			
2	やる気が出ないことがある (M)			
3	以前から持病があり、気になる (B)			
4	肩こりが気になる (B)			
5	胃腸の調子が悪い (B)			
6	他の人より遊んでいないほうだと思う (M)			
7	気を遣うことがあって疲れている (M)			
8	ちょっとしたことでも思い出せないことがある (B)			
9	時々、めまいや動悸、不整脈が起こる (B)			
10	休日、外出しようと思うが面倒になってやめてしまう(B)			
11	やるべきことがあるのに、よく怠けてしまう (B)			
12	最近何かに熱中することがなくなってしまった (M)			
13	弱気になってしまい、思うように行動できない (M)			
14	不安でたまらなくなり疲れてしまうことがある (M)			
15	自分は人から好かれない方だと思う (M)			
16	時々息苦しさを感じる (B)			
17	自分はどちらかというとマイナス思考だ (M)			
18	最近いろいろなことに興味を持つことが減った (M)			
19	自分は普通より性格が暗いほうだ (M)			
20	眠りが浅いので疲れやすい (B)			

21	何となく元気が出ないことがある（B）			
22	最近疲れがたまっている（B）			
23	朝起きられなくて困っている（B）			
24	肝心なときに心が動揺してしまう（M）			
25	頭痛で悩んでいる（B）			
26	自分はスタイル（体型）が悪いので気になる（M）			
27	もっと体調よくなりたい（B）			
28	もっと気楽になれたらなと思う（M）			
29	人前で緊張して困ることがある（M）			
30	今より自分に自信が持てると成功すると思う（M）			
31	仕事（学校）・家事が好きではない（B）			
32	根気がないので成功できない（M）			
33	肉体よりも精神的に疲れる（M）			
34	食事をしてもおいしいと思わない（B）			
35	話をしても楽しくない人が多い（M）			
	合計			

Mの数 [　　] Bの数 [　　]

結果の見方

「はい」の数によって、ストレスの度合を測ります。

「はい」の数	ストレスの度合い
0〜9	ちょうどいい程度のストレス。上手にストレス解消をしていると思われます
10〜19	黄色信号のストレス。早めに休息を取り、上手にストレス解消をしていく必要があります
20〜29	赤信号のストレス。心身ともに、かなりきつい状態のようです。放っておくと心身に支障をきたします。今の状況を変え、ストレスに対処する必要があります
30〜35	危険信号のストレス。もうすでに、心身になんらかの影響が出ているでしょう。専門的なケアも考える必要があります

　また、心の反応Mが18個中いくつあるか、身体の反応Bが17個中

いくつあるかで、ストレスの現れ方をみます。
「特に気になる」に○をした項目を注意してみましょう。

ストレスを分析する

○ストレス状況は

どのようなことがストレスを引き起こしているのか？ 何が問題なのか？ どの程度の問題なのか？ 状況は悪化しているか？ などを、できるだけ具体的に記入してください。

○ストレス反応は

ストレスチェックで「特に気になる」に○をつけた項目を参考にします。その他、気になっている症状を書いておきます。

身体の反応

不眠／睡眠過多／食欲不振／食べすぎ飲みすぎ／胃もたれ／胃痛／便秘／下痢／頭痛／高血圧／動悸／不整脈／肩こり／腰痛／背中の痛み／息苦しさ／過呼吸
／その他（　　　　　　　　　　　　　　　　　　　　　）

心の反応

落ち込み／イライラ／怒りっぽい／不安感／緊張感／無気力／なげやり／やる気が出ない／悲観的思考／否定的思考／集中できない／自分を責める／他人を責める／楽しめない／面白くない／寂しい／人恋しい／引きこもる／誰にも会いたくない
／その他（　　　　　　　　　　　　　　　　　　　　　）

○**サポート・システムは**
　どのような人たちから、どのような支援を受けているか、また、期待できるか、整理して記入します。

．．
．．

○**ストレス解消法は**
　どのような行動・活動がストレス解消になっているか記入します。

．．
．．

○**問題解決のための目標設定**
　問題・課題が複数あるときは、優先順位をつけます。

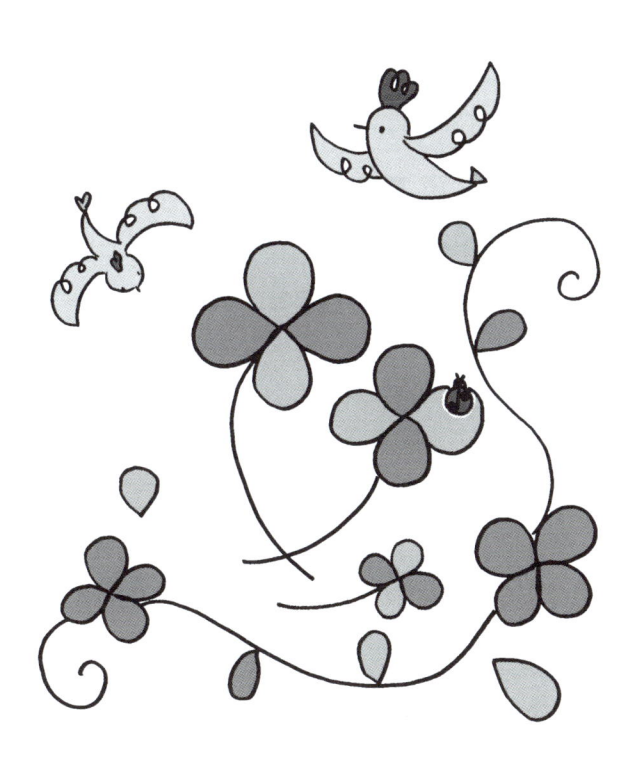

Step2 ライフスタイルを見直してストレスに強くなる
理解度チェック

問題 1 次の文章の [　] にあてはまる語句を、下記の語群から選びなさい。

[　] とは、心身の健康管理のために、自分の生活を [　] の視点から見直すためのものである。[　] と [　] をもとに、現在の状況、生活環境、生活背景、ストレスに対するマネジメント能力（個人の対応力、[　] の有無）などを分析する。

語群
①ストレス・マネジメント　②ソーシャル・サポート　③ライフカルテ　④ストレス・マネジメント・チェック表　⑤ストレス分析シート　⑥行動記録表

問題 2 次の文章で適切なものには○を、間違っているものには×をつけなさい。

①ストレスと睡眠はあまり関係ない。[　]
②忙しくて時間がなければ、食事は2食でもよい。[　]
③ストレスには、仕事に没頭することが最も有効である。[　]
④軽い運動は、ストレス解消に有効である。[　]
⑤疲れたなと感じたときは、早めに休む。[　]

問題 3 次の文章中の [　] 内で正しいものを選びなさい。

①改善したいと思っている問題点は、[ア 漠然と　イ 具体的に] 記入する。

② [ア 短期目標　イ 長期目標] とは、1～2週間で達成できる見通しがある目標である。
③ 目標は [ア 理想的な　イ 現実的な] ものとする。
④ 評価は、[ア 課題が達成できれば行わない　イ 1～2週間前後で行う]。
⑤ ストレス・マネジメントの原則は、[ア 自分　イ 他人] を大切にすることである。

問題 4 次の文章は、ストレス・マネジメント・チェック表のチェック項目です。心の反応と身体の反応をそれぞれ選びなさい。

① 肝心なときに心が動揺してしまう。
② やるべきことがあるのに、よく怠けてしまう。
③ 休日、外出しようと思うが面倒になってやめてしまう。
④ 胃腸の調子が悪い。
⑤ 人前で緊張して困ることがある。
⑥ 根気がないので成功できない。

心の反応　[　　]　[　　]　[　　]
身体の反応　[　　]　[　　]　[　　]

Step2 Check Answer

ライフスタイルを見直してストレスに強くなる
理解度チェック 解答と解説

問題1

［ ③ ］とは、心身の健康管理のために、自分の生活を［ ① ］の視点から見直すためのものである。［ ④ ］と［ ⑤ ］をもとに、現在の状況、生活環境、生活背景、ストレスに対するマネジメント能力（個人の対応力、［ ② ］の有無）などを分析する。

③ライフカルテ
①ストレス・マネジメント
④ストレス・マネジメント・チェック表
⑤ストレス分析シート
②ソーシャル・サポート

ライフカルテを作成することで、自分自身を見直し生活改善の手がかりとすることができます。

問題2

① × ストレスがたまると、まず睡眠に症状が表れるという人は多いです。
② × 3食きちんとおいしく食べることが基本で、朝食も時間がなくても、少しであっても摂った方がよいといえます。
③ × 何ごとも入れ込みすぎるのは良くないことで、バランスよく適度に行います。
④ ○ 軽い運動は、心身をリフレッシュさせます。
⑤ ○ 悪化させないように、早めに対応することが大切です。

問題3
① イ　短期目標が立てられるよう、具体的に記入します。
② ア　短期目標は、行動目標となります。
③ イ　具体的に実現可能な目標を設定します。
④ イ　一定期間経過後に、必ず評価を行います。
⑤ ア　自分を大切にすることが、他人を大切にすることにもつながります。

問題4
心の反応　[①][⑤][⑥]
身体の反応　[②][③][④]

Part 3

職場におけるコミュニケーション

Step 1

働きやすい職場をつくる
コミュニケーション

　職場におけるトラブルやストレスの多くは、コミュニケーション不足によって発生しているといっても過言ではありません。コミュニケーション上手になって、働きやすい職場をつくりましょう

"話しやすい人"になる

　あなたにとって話しやすい人はどんな人ですか？
　きっといろいろなタイプの人がいるでしょう。あなたが、その人が話しやすいと感じる理由はどんなところにあるのでしょうか？　話しやすい人に共通の特徴はありますか？　話しやすい人とのコミュニケーションのとり方に特徴はありますか？
　それでは逆に、あなたは職場で話しやすい人と思われていますか？　あなたを話しやすい人だと思ってくれている人はいますか？　その人は、あなたのどんな点を話しやすいと感じてくれているのでしょうか？
　まずは、あなた自身が"**話しやすい人**"になりましょう。

会話はキャッチボール

　会話は**キャッチボール**です。投げ手と受け手がいてはじめて成立するものです。
　会話のキャッチボールにおいて、あなたはどのような受け手ですか？　他の人があなたと話したいと思ってくれるような聴き手でしょうか？　どのようにしたらそのような聴き手になれるのでしょうか？

投げ手がどんなにいいボールを投げても、受け手がグラブを構えていない、あるいはそっぽを向いていたら、ボールをきちんと受け取ってはもらえません。逆に投げ手が少々下手なボールを投げても、受け手が積極的にボールを取ろうとしてくれて、いいボールを投げ返してくれたら、キャッチボールは楽しくなるのではないでしょうか？

スキルとしてコミュニケーションを身につける

　多くは、些細な認識の違い、言い方、聞き方、といった初歩的なコミュニケーション不良がトラブルとなり、ストレスを生じさせているものです。

　人が誰かにものを伝える場合、それを技術として学んだ人は本当に少ないでしょう。日常のごくあたりまえの行動であることから、多くの人は意思の疎通能力をあえて学ぶべきものとは捉えていません。

　しかし、社会構造が複雑になり、立場の違う多くの人々と接しなければならない人にとっては、もはや1つの**スキル**として身につけなければならない状況にきていることも確かです。

　伝えたいことを効率的に、効果的に伝え、相手が伝えようとしていることを間違いなく聞き取る能力は、仕事上において重要度を増しています。その能力を身につけることでストレスを回避できるのなら、それに越したことはないのです。

Step 1-1

人間関係とコミュニケーション

ラポールの構築

　ラポールとは、**信頼関係**のことをいいます。人間関係の形成では、ラポールを構築することが第一となります。一方的ではなく、相互に信頼感を持つことが大切です。相手に対して、関心を持ち、敬意を払い、誠意をもって接します。

　上司と部下という立場であっても同様です。上司と部下、同僚たちが互いに信頼し合っている職場は、雰囲気も良く、仕事の生産性も高まるのです。

パーソナル・スペース

　人間にも、他の動物と同じように、縄張り意識があります。固定されたものではなく、自分が快適に過ごすことができる空間で、他人との物理的な距離をいいます。これは**パーソナル・スペース**と呼ばれ、相手によって、どの空間まで侵入してくることを許すかが異なります。

　一般に、次のように分類されます。

親密距離	45cm 以内	家族や恋人など、身体的接触ができる距離
個体距離	45cm 〜 120cm	友人などとの個人的な対話や会話の空間
社会距離	120cm 〜 360cm	同僚との仕事や会議などの距離

| 公衆距離 | 360cm 以上 | 講義や講演など、公的な人・場所での距離 |

　パーソナル・スペースは、相手、時、場所などに応じて使い分けられています。こうしたパーソナル・スペースに、意図していない他人が侵入してくると、不快に感じます。たとえば、上司がいきなり親密距離や個体距離で話しかけてきたり、身体に触れてきたりすると、不快に感じるのです。親密さを増そうとして、ボディタッチを増やすことは、信頼関係が築けていなければ、相手に不快感を与え、逆効果となることもあるのです。

　また、パーソナル・スペースの捉え方は、**個人差**もあります。自分が友人に対して許せる距離であっても、その友人からみると、近寄り過ぎだと感じることもあり得ます。逆に、友人なのだから、もっと距離をつめてほしいと感じることもあり得ます。

言語的コミュニケーションと非言語的コミュニケーション

　私たちは、伝えたい情報を記号化する手段として、言語を多く用います。話し言葉や書き言葉など、言葉を用いたコミュニケーションを、言語的コミュニケーションといいます。これに対して、表情や身振り手振り、声の大きさ、姿勢や態度など、言語以外の方法で情報を伝えることを、非言語的コミュニケーションといいます。

言語的コミュニケーション	言葉で表現できるもの
非言語的コミュニケーション	表情、視線、姿勢、身振り手振り、声の大きさ、アクセント、話す速さ、態度、対人距離、服装など

　非言語的コミュニケーションにはさまざまなものがあり、言語的コ

ミュニケーションによって伝えられる情報より**ずっと多い**といわれます。非言語的コミュニケーションには、意識的に行っているものと、無意識的に行っているものがあります。

言葉では、「怒っていないよ」と言っていても、表情が硬かったり、声が低かったり、態度が怒りのメッセージを発しているというような場合があります。このように、言語的メッセージと非言語的メッセージが矛盾して同時に伝えられた場合に、受信者が混乱してしまうことを、**ダブルバインド現象**といいます。ダブルバインド現象が起きた場合、多くは、**非言語的メッセージが優先**されます。

この例からもわかるように、コミュニケーションをスムーズに行うには、非言語的コミュニケーションを上手に活用することがポイントとなります。

職場環境はコミュニケーションから

職場においては、コミュニケーションは職場環境を大きく左右する要素となっています。

上司が部下の話をどう聞くかで、職場の雰囲気も変わりますし、部下のやる気、営業成績などにも影響を与えるものです。人間関係が良好で風通しの良い職場は、働きやすい所であるといえるでしょう。

日常の雑談ではなく、職場で何かの相談に乗ったり、悩み事を聴いたり、大切な話をするときはテクニックも必要です。

「聴き方」をしっかりと学び、身につけていけば、実際の場で必ず役に立つことでしょう。

心を通わせるために

話し手の胸襟を広げる一番良い方法は、聞き手もしゃべることです。

必要以上のしゃべりは話し手のストレスが増すので避けますが、同じ状況の時には、どう行動したのか、そしてそれが失敗談であれば、なおのこと打ち解けてくれるでしょう。ただし、自分のやり方を押しつけるようなことは言わないように気をつけます。話し手と聞き手が「あぁ、そうだよな」と**共感する**ことが、最も心を通わせることにつながるのです。

うっかり一言に注意

　言葉というものは不思議なものす。実際にはそうは思っていないことでも、ひょんなことから口をついて出てしまった一言に、全ての思いが引きずられることがあります。

　たとえば、単に感情がぶつかり合って始まった喧嘩に対して、たまたま相手の隣にいた人の様子を見て、「隣の人が迷惑しているようだったから」と、つい言ってしまったとしましょう。すると、喧嘩の原因が全て、「他人に迷惑をかける相手が悪い」ということになってしまいます。

　そういった本質を見失うことにならないように、早いうちから相手の気持ちや言動を整理し、**明確化**していくことも大切なことです。

話しやすい雰囲気づくり

　職場で、部下から話を聴こうとするときには、どのような状況で聴くかは特に注意が必要です。あまり広すぎる部屋でも落ち着かないですし、人がたくさん出入りするようなところでも困ります。また、呼び出しを食らったような形では、部下としても話しづらくなるでしょう。「君のことでちょっと気になっているので、話を聞かせてもらえないだろうか？」という形で、どこか静かで**プライバシーの守られる場**

所で話を聴くようにしましょう。

　仕事仲間と話すときにも留意が必要です。とくに普段、あまり話さない同僚と、親睦を図る意味で話すのなら、深刻な感じではなく、会社を離れて居酒屋などで、お酒を飲みながらとりとめのない話から入るというのも１つの方法です。関係が疎遠であることに何も深い意味はないこと、むしろこうしてわかり合えるようになりたいと望んでいるという意思を見せることが大切です。

Step 1-2
部下の話を積極的に聴くためのテクニック

積極的傾聴の姿勢

積極的傾聴には、次の3つが必要です。

1. 誠実さ	思っていることと言動に矛盾がないこと（自分自身にウソをつかないこと。口先だけで「いいね」「そうですね」と言うのは誠実さに欠ける態度です）
2. 受容	相手のありのままを無条件に受け入れること
3. 共感的理解	相手の立場に立って理解し、それを示すこと

SOLER理論

他者とうまくかかわるための基本動作として、次の5つがあげられます。
- S（Squarely）：真正面から向き合う
- O（Open）：開いた姿勢を示す
- L（Lean）：相手へ少し身体を傾けた姿勢
- E（Eye Contact）：適切に視線を合わせる
- R （Relaxed）：リラックスして話を聞く

英語の頭文字をとって「**SOLER（ソーラー）理論**」と呼ばれます。

コミュニケーションを促す場面づくり

相手に対する座り方には、正面に座る**対面法**と、90度の角度で座る**直角法**があります。一般に、対面法のほうが緊張感が増すので、相手

との関係性をつくる座り方としては、**直角法のほうが有効**であるとされます。対面法の場合は、適切に視線をそらす先として、机の上に花瓶などを置き、緊張感がやわらぐように配慮します。

腕を組んだり、足を組んだりする姿勢は、相手に威圧感を与えてしまうので、避けるようにします。

相手が座っているときは、立ったまま上から話しかけるのではなく、目線の高さを合わせるようにします。

相手の話に集中する

パソコンの画面を見ながら生返事をしたり、ちらちら時計をみたりして気のなさそうな態度を見せていたとしたら、相手は話を聴いてもらっていると感じることはないでしょう。上の空で聞いていると、相手にはわかってしまうものです。

疲れているときや他のことが気にかかっているときは、人の話を聴くのに適していません。もし自分がそのような状態ならば、相手の了解を得て、話を聴く時間と場所を変更してもらうようにしましょう。それでも聴かなければならない状況にあるとしたら、意識を集中させなければならないことを自分に言い聞かせることが大切です。話が終わった後は、自分自身がリフレッシュすることも忘れないようにします。

また、電話や他の訪問客などで話が中断するようなことがないよう、できるだけ注意してください。話が中断されると、相手の話したい気持ちがそがれてしまうこともありますし、どこまで話したか忘れたりします。電話の取次ぎは断り、**集中して聴く**ようにしてください。

相手の話に興味を持つ

話している人が最も嫌な気持ちになるのは、相手が自分の話に興味

がないことが目に見えてわかるときです。軽い無駄口に興味を示してもらえないというのならともかく、悩み事や、仕事の相談に興味を示してくれないことがわかると、人間不信になり、疎外感を覚えたり、あるいは自分が軽んぜられているように思われてきます。

　義務感や立場で話を聞くのではなく、相手という人間に**興味を示しながら聴いていること**が伝わるようにすることが大切です。興味や関心を持ってもらっている、気にかけてもらっていると感じるだけで、人はやりがいを感じ、物事に勇気を持って臨めるものなのです。

相手の話に先入観を持たない

　相談する側の立場も状況も考えずに、こんな質問にはこんな答え、と決めてけている上司に、普通は誠意を感じません。

　相談を受ける側は、心を空っぽにして聴くことが大切です。評価、批判、忠告などはしないように心がけます。仮に相手が間違ったことを言っていると思っても、まずは相手の気持ちを**肯定し、受け止め**ます。その人にとっては、自分の言っていることは正しいのです。会話が続く中で、相手がこちらの言葉を聞ける状態になったときに、「本当にそうなのですか？」「こういう考え方もあると思いますけど？」というようなことを言います。

目線と姿勢

　話を聴くときには、耳だけではなく体全体で聴き、「**あなたの話を聴いています**」ということを態度で表します。

　特に目線の位置は大切です。話を聴いているときに相手の目を見るのは、「ちゃんと聴いていますよ」というメッセージになります。ただ、目線をずっと合わせたままでは相手も話しづらいので、適当に外すこ

とも大切です。居心地の悪い思いをさせない程度に目線を合わせます。また、自分の話を聞いているときの相手の目線にも注意します。こちらが話しているときに、あまり目を合わせてこないようならば、「その話は聞きたくない」というメッセージであるかもしれません。

腕や足を組むのは相手を受け入れない態度であるとされています。ペンや腕時計など小物をいじっているのは、手持ち無沙汰で、飽きている状態を示します。こちらがこのような態度をとらないように気をつけると同時に、相手の姿勢にも注意します。

相手のレベルに合わせて

話の内容や使う言葉は相手のレベルに合わせます。そして、できるだけ相手に話をさせ、相手の立場に立って問題を考えます。自分にとっては「たいしたことがない」ことでも、相手にとっては「たいしたことがある」のかもしれません。「そんなくだらないことで悩むな」などという表現は避けたほうがいいでしょう。どんな取るに足らないことでも、相手にとっては、その時点では大問題なのです。さらに「自分ならこうする」ということは、必ずしも相手の状況や能力に合っているわけではありません。相手の置かれている**状況や能力に合わせた**ものの見方をすることが大切です。

特に上司としては「当たり前」であることも、部下にしてみると当たり前ではないかもしれません。見下したものの見方、しゃべり方はやめましょう。相手が「相談する相手を間違えた」と考えるようになったら、最悪の状況に陥る可能性があります。

Step 1-3

部下の話を引き出し、整理するためのテクニック

閉じられた質問と開かれた質問

　コミュニケーション技法の1つに、質問技法があります。必要な情報を相手から引き出す方法です。大きく、**閉じられた質問**と**開かれた質問**があり、状況によって使い分けます。

	閉じられた質問	開かれた質問
内容	「はい」か「いいえ」で回答できる 単語のオウム返しで回答できる	回答が決まっていない 相手の自由な表現を促す
例	「通勤時間は？」 「入社して何年ですか？」 「お昼は外に食べにいきますか？　買ってきますか？」	「仕事は最近どうですか？」 「どんな休日を過ごしていますか？」
長所	簡単に回答することができる	相手が自由に回答できる
短所	相手の表現を制限してしまう	回答につまってしまう場合もある

　傾聴のためには、一般に、**開かれた質問**が有効です。相手が混乱してしまっているときなどは、選ばれた閉じられた質問が効果を発揮します。

　話を始めるときや一定の情報を得るためには、閉じられた質問は有効です。しかし、これが延々繰り返されると、取り調べのような雰囲気になりますし、本当に話したいことを話せなくなってしまいます。閉じられた質問は必要最小限にして、できるだけ開かれた質問をする方がよいでしょう。

　相手は自分の気持ちを話すことができ、しだいに話したいことを話

103

すようになります。コミュニケーションも表面的なものではなく、少しずつ内面的なものへと深めていくことができます。

さまざまなコミュニケーション技法

意図的にさまざまなコミュニケーション技法が用いられます。

相づち	相手の話を黙って聞くのではなく、話の腰を折らない程度に、適切な相づちをうつ 「話をしっかり聞いています」「もっと話を聞かせてください」というメッセージになる
繰り返し	相手の言った言葉を繰り返す 情緒面の反応の確認や本人の気づきを促す場合などに有効
言い換え	相手の言った言葉を言い換えて表現する 発言から相手の気づきを促す場合などに有効
感情の反映	表明されていたり、あるいは潜在的に持っているそのときの感情を、言葉にして指摘する 明確化ともいう
要約	これまでの話の要点をまとめて、内容の確認を行う 話の焦点を絞って整理し、問題点を明確化し、それを互いに確認することができる

相づち

相手の言葉に合わせて、その**内容と合った反応**を示すことが大切です。

- **肯定的**:「そう」「うんうん」「ふーん」「ハイハイ」「なるほど」「そうですか」
- **先を聞く**:「それで?」「それから?」「どうしたんですか?」「どういうことですか?」
- **深く聞く**:「どうしてですか?」「どうなっているのですか?」「あな

たはどう思われますか?」
- 賛同:「そうですよね」「いいですよね」「私もそう思います」
- 驚き:「へー」「本当ですか?」「そんなこともあるのですねぇ」
- ほめる:「すごいですね」「たいしたものですね」「すばらしいですね」「やるじゃないか」
- 祝福:「よかったですね」「おめでとうございます」「幸せだね」

職場には相づちを入れない上司がよくいます。話し手にとっては、こういった上司ほど話しにくい存在はいません。こちらの言っていることを了解しているのか、否定しているのか見当がつかず、しゃべっているうちに**ストレスを感じてしまう**ものです。困ってしまうのは、そういった態度が上に立つ者のあるべき姿であると勘違いしている場合です。ですから、自分がどのような態度で人の話を聴いているかを少し振り返ってみましょう。

繰り返し

相手の話している内容を時々、**繰り返して確認しながら聴く**と、こちらの熱心さが相手に伝わります。また、相手も「自分の言っていることを確かに理解してくれている」と感じることができます。

どうしたらいいかわからない場合は、まずは相手の言葉の一部を**オウム返し**にしてみます。「Aさんにこんなこと言われて、もうつらくて……」と相手が言ったら、「それはつらかったね」と応えます。

慣れてきたら、相手の言葉をできるだけ自分なりの言葉に置き換えて相手に返します。「Aさんの言葉で傷ついたんだね」などのようにです。タイミングは、話に一区切りついたところで繰り返すと効果的です。

明確化

　話をしている途中で相手が言葉に詰まったとき、基本的には黙って相手の言葉を待ちます。しかし、いつまでも言葉が出てこないと、話が進まず、相手もばつの悪い思いをします。しばらく待っても相手の言葉が出てこないときには、相手の言いたいことを「〜ということですか？」などと、自分が相手の代わりに明確にすることも必要です。これを**明確化技法**といいます。

　明確化には認知レベルのものと、感情レベルのものとがあります。人名や名称など、ど忘れした言葉を、相手の代わりに言うことは**認知レベルの明確化**です。相手が自分の気持ちをどう表現していいかわからないときに、「こういう気持ちがしたのですね」と言うことは、**感情レベルの明確化**となります。

要約

　相手の話を一通り聴いたら、それまでの話を「つまりこういうことですね」と要約します。すると話し手と聴き手が、今の会話を**共通理解したという確認**になります。

　相手の話が終わってすぐでないと要約のタイミングを外してしまいますから、相手の話の要点を押さえながら聴くことが必要です。また、できるだけ正確に要点をつかまなければなりません。要約して相手に返した内容が間違っていたら、こちらの信頼を失いかねません。また、だらだらと話をするのは好ましくありません。できるだけ簡潔に要点をまとめます。これには訓練が必要です。こちらがうまく要約して返すと、「そうなんです。私の言いたかったことは、そこなのです」と相手は納得し、そのコミュニケーションに満足することでしょう。

Step 1-4

日常的な会話をはずませるためのヒント

リードの言葉

　話し始めは、相手も緊張している場合があります。そういうときには、こちらから簡単な質問をすると場がほぐれます。あらかじめ話題や質問をいくつか考えておくのもいいでしょう。たとえば、話す相手の最近の状況を把握しているのであれば、「最近忙しそうだね」とか「体調悪そうだけど、どうかした？」と切り出してみます。

　もし相手が自分に質問をしたときには、手短に答えて、相手がしてきた質問と同じ質問を相手に返すといいでしょう。「人間関係がうまくいかなくなったらどうされます？」という質問に対して「私は○○○と考えるが、君はどう対処するんだ？」という具合です。人は、自分が**聞いて欲しいことを相手に聞く**ことがよくあるのです。

　話が始まったら、相手が話しやすいように、**リードの言葉**を入れることもいいでしょう。リードの言葉は相手の話を促します。「それで……」「それで、あなたはどうしたんですか？」「そのとき、あなたはどう感じたのですか？」「それだけですか？」などです。また話の流れに沿った質問は、会話をスムーズに運ぶ手助けとなります。

効果的な質問のしかた

　必要な情報を引き出すために効果的な質問を行うには、質問者と回答者の間に、十分な**信頼関係**が築かれていることが重要です。
「なぜ」「どうして」という聞き方は、繰り返されたり、畳み掛けるように行うと、相手が問いつめられているように感じることもあります。

相手の言葉が出にくいときは、沈黙を避けて次々と話しかけるのではなく、相手が自分の言葉で話し出すのを待つことも必要です。

　相手の言葉が聞き取れなかったときは、そのまま適当に聞き流すのではなく、繰り返し聞いて内容を確認することも必要となります。良いコミュニケーションには、相手が言っていることを**正確に聞き取り、理解すること**が重要です。上の空で話を聞いていませんでしたという態度は相手に対して失礼ですが、傾聴している中で、聞き取れなかったり、ちょっとわからなかったことを繰り返し聞くことは、聞き方を工夫すれば失礼にはあたりません。

共感的な対応の例

　たとえば、「最近、食欲もないし、体調が悪くて、つらい」と悩みを打ち明けてきた場合の対応を考えてみましょう。

○ 共感的対応	「体調が悪いのは、つらいですね」とつらさに共感する 「そうですか、何か思い当たることは」と話の続きを促す
× 悪い対応	「顔色はそんなに悪くみえないですよ」と否定する 「元気だせよ」と安易に励ます 「大丈夫、心配しすぎないほうがいいですよ」と根拠なく断定する 「お昼ご飯、きれいに食べてたじゃないか」と事実を指摘する 「ぱっと気晴らしでもしましょうか」と一方的に気分転換を勧める 「○○さんなんてもっとつらそうなのにがんばってるよ」と他人と比較する

バイステックの7原則

アメリカの社会福祉学者であるバイステックが提唱した対人援助技術の7原則は、日常のコミュニケーションをスムーズにするためにも有効であり、**基本的姿勢・心構え**として身につけておきたいものです。

個別化の原則	相手を、個性ある1人の人間として捉え、尊重します 何か相談を受けたとき、前にも同じような相談を受けたことがあるなとか、この悩みはよくあることだなとか、分類して捉えてしまいがちですが、その人にとっては、固有の特別な話であると理解して接すること、これが個別化の原則です 話の内容やポイントを整理することと、一般化して分類することは違うということを理解しておく必要があります
意図的な感情表出の原則	相手が、ありのままの感情を表出できるように、意図的にかかわります 感情や言いたいことを自由に表現できる機会を設けることです。不満を押さえつけたり、願望が口にできない状況に陥ったりすることなく、肯定的な感情も、否定的な感情も、ありのままに表すことができるよう、また、本人自身が気づいていない感情にも気づき、目を向けることができるようなかかわり方を心がけます
統制された情緒関与の原則	相手の表情や言動に対して先入観を持ったり、感情に巻き込まれたりしないように、感情的に自分を失わないようにかかわります 相手と一緒になって怒ったり、泣いたりすることではありません。「かわいそうに」と思うことでもありません。相手の感情に巻き込まれてしまうのは、同情です
受容の原則	相手を無条件に受け入れることです 相手の表現、態度、気持ちなどをありのままに受け入れます。たとえ、相手の言動を認めることができなくても、受け入れは無条件に行うこと、これが受容の原則です

非審判的態度の原則	自分の価値観や判断基準で一方的に評価しないことです
態度の原則	価値観や物事の判断基準は個人によって異なります。相手の話を、最初から批判的に聞くことは避けなければなりません
自己決定の原則	本人による意思決定を尊重することです 相談を受けたときに、何らかのアドバイスを行うことがありますが、あくまでも最終的に決めるのは、本人です
秘密保持の原則	知り得た情報を第三者に漏らさないということです 秘密が守られるという約束であるから、安心して話をしたり、相談することができるのです

自分らしい"聴き方"を身につける

　テクニックだけがあっても何の意味も持ちません。逆に心があれば、少々テクニックが伴わなくても相手はわかってくれるはずです。

　相手の言葉をよく聴き、素直にリアクションを返すことが最も大切です。いろいろと経験しながら、**自分らしい聴き方**を身につけるようにしましょう。

　また、聴き上手になるためには、**心を豊か**にすることです。好奇心が旺盛で、いろいろなことに興味を持っている人は、人間の幅が広く、話が広がります。

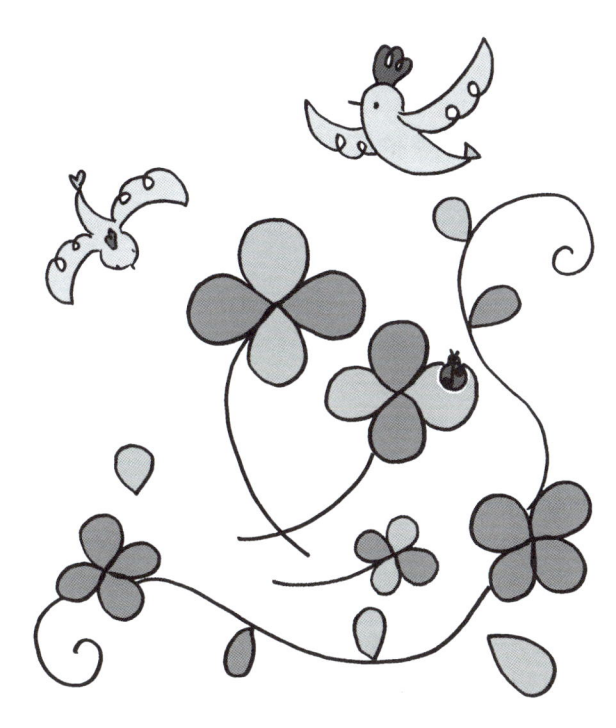

Step1 働きやすい職場をつくるコミュニケーション
理解度チェック

問題 1 次の文章で適切なものには○を、間違っているものには×をつけなさい。

①上司と部下であっても、ラポールの構築が重要である。[　]
②パーソナル・スペースの分類で、同僚との仕事や会議などの距離を、公衆距離という。[　]
③パーソナル・スペースの捉え方は、個人差がある。[　]
④非言語的コミュニケーションより、言語的コミュニケーションによって伝えられる情報の方が多い。[　]
⑤ダブルバインド現象とは、言語的メッセージと非言語的メッセージが二重に伝えられることをいう。[　]

問題 2 積極的傾聴に必要な3つの姿勢を答えなさい。

[　　　　　　　] [　　　　　　　　] [　　　　　　　　　]

問題 3 次の文章中の [　　] 内で正しいものを選びなさい。

①「入社して何年ですか？」という質問は、[ア 閉じられた　イ 開かれた] 質問である。
②傾聴のためには、[ア 閉じられた　イ 開かれた] 質問が有効である。
③部下の言葉の一部をオウム返しにすることは、[ア 繰り返し　イ 言い換え] というコミュニケーション技法である。
④ど忘れした言葉を相手の代わりに言うことは、[ア 認知レベル

イ 感情レベル ］の明確化である。
⑤部下の話は、［ ア 黙って　イ 相づちを打ちながら ］聞く。

問題 4　バイステックの7原則に関する次の文章のうち、最も適切なものを1つ選びなさい。

①意図的な感情表出の原則とは、自分の感情表出を大切にすることをいう。
②統制された情緒関与の原則とは、相手の感情をコントロールして関わることをいう。
③非審判的態度の原則とは、相手の話を批判的に聞くことである。
④受容の原則とは、相手を無条件に受け入れることである。
⑤個別化の原則とは、相手の話を分類して一般化することである。

Step1 Check Answer

働きやすい職場をつくるコミュニケーション
理解度チェック 解答と解説

問題1

① ○ ラポールとは信頼関係をいい、上司と部下という立場であっても、相互に信頼感を持つことが重要です。

② × 社会距離といい、一般に120〜360cmとされています。

③ ○ 個人差が大きく、友人同士であっても、許せる距離に開きがあることもあります。

④ × 非言語的コミュニケーションによって伝わる情報は、言語的コミュニケーションによって伝えられる情報より、ずっと多いといわれます。

⑤ × ダブルバインド現象とは、言語的メッセージと非言語的メッセージが矛盾して同時に伝えられ、受信者が混乱してしまうことをいいます。

問題2

［誠実さ］［受容］［共感的理解］
積極的傾聴とは、相手の話に耳を傾けて、じっくり聴くことです。

問題3

① ア 閉じられた質問とは、「はい」か「いいえ」、あるいは簡単な単語で回答できる質問方法です。

② イ 開かれた質問は、相手が自由に回答できる質問方法です。傾聴で相手の思いを聞き出すのに有効です。

③ ア 言い換えは、相手の言った言葉を言い換えて表現するコミュニケーション技法です。

④ ア 感情レベルの明確化とは、「こういう気持ちがしたのですね」と相手の感情を言葉で表現することをいいます。

⑤ イ 話の腰を折らない程度に、相づちを打つことは、話を聞いてい

ますというメッセージになります。

問題4

① × 意図的な感情表出の原則とは、相手の感情表出を大切にすることをいいます。
② × 統制された情緒関与の原則とは、自分の感情をコントロールして関わることをいいます。
③ × 非審判的態度の原則とは、相手の話を、自分の価値観で評しないことをいいます。
④ ○ 受容の原則では、受け入れは無条件に行います。
⑤ × 個別化の原則とは、相手の話を一般化せず、固有の特別なものとして聞くことをいいます。

Step 2

上手な自己主張のススメ

　自己主張とは、自分の意思を相手の立場や置かれた状況を考慮しながら伝えるものであり、相手を説得したり、納得させたりすることとは異なります。自分の考えを相手に理解してもらうことが目的です。

自己主張とは

　本当の意味での**自己主張（アサーション）**は、「『自分はこのように考える、こう思う』という自分の意思を相手の立場や置かれた状況を考慮しながら伝えるもの」であって、それは「相手を説得する、納得させること」とは異なります。

　自己主張とはあくまで「自分の考えを相手に理解してもらうこと」です。自分を「わかってもらうこと」が本来の目的であり、ああしたい、こうしたい、それは嫌だ、という自我の主張ではありません。

　お互いが相手のことを知り、考えをよりよく理解すれば、むしろ人間関係は良くなるはずです。そうすれば今までのギクシャクとした関係性の中で生まれていたストレスも、お互いに軽減されることになるわけです。本当の自己主張は、「**自分を大切にすること**」であり、「**相手を大切にすること**」にもなるのです。

アサーションとわがままの違い

　アサーションとわがままの違いを見ておきましょう。

　わがままは「**わがままな自己主張**」のことです。それは自分の権利と責任を無視して、相手に要求することです。

　たとえば「待ち合わせに遅刻しそうだから、うまく言っておいてくれる？」というのは、遅刻が自分の責任であるにもかかわらず、相手

にその処理を要求しています。

「絶対こうでなければダメ！」と、不可能なことや完璧を求めるのも、わがままに入ります。またわがままは相手への配慮が不足しています。「私がいいんだから、それでいいでしょ」というように、相手の気持ちや考えを無視しがちです。そして都合が悪くなると、「あなたのせいでこうなったのよ、私は悪くない！」と、責任転嫁したりもします。

良い人間関係を築くための自己主張

　相手に自分の気持ちをどう伝えるか、あるいは伝えないかということを見極めていくのは、とても難しいことです。

　あとから、言えばよかった、言わなければよかったと、後悔するようなことがよくあります。また、自分の意見や気持ちが相手に理解されず、それがもとで人間関係がギクシャクしていくこともよくあります。

　相手を傷つけずに、自分の気持ちを伝えるテクニックを学ぶことを、**アサーション・トレーニング**といいます。

　アサーション・トレーニングは、人間関係がギクシャクしてしまわないように、まわりの人と率直で積極的なコミュニケーションを図ることができるようにするための学びです。

　間違ってはいけないのは、アサーション・トレーニングの目的は、相手を変えようとしたり、操作しようとするものではないということです。

　アサーションとは、常に相手のことをおもんぱかりながら、自分の気持ちを伝える手法です。

自己表現の3つのタイプ

アサーションとは

　説得したり、納得させたりする方法とは別に、相手の気持ちも考えながら、自分の主張を受け入れてもらうコミュニケーション方法があります。これを、**アサーション**といいます。

　アサーションは自己主張や自己表現の方法の1つで、テクニックです。

　一般に、自己表現の方法には、次の3つがあります。

	内容	例（資料作成を指示した部下に）
アグレッシブ （攻撃的）	自分中心に考え、他人のことを考慮しない 自分が最優先で、他人を否定したり攻撃することもある	「まだできないのか、会議に間に合わないじゃないか、早くしろ」と怒る
ノン・アサーティブ （非主張的）	自分よりも他人を優先させる 自分を抑え込み、他人に合わせる	「ありがとう」と言いながら、資料の出来に納得できない
アサーティブ （アサーション）	自分のことを大切にするが、相手も大切にする その場にふさわしい方法で自分を表現する	「ありがとう。でも、この部分が弱いな。足りない資料は聞いてくれと言ったよね。言ってくれればデータがあったのに」と言う

アグレッシブ＝攻撃的な自己表現

　自分の考えや気持ちが正しいものとして固執し、相手の言い分や気持ちを無視し、軽んじる自己表現が**アグレッシブな自己表現**です。

　自分の気持ちを表現するためには、相手を傷つけることさえお構いなしです。自分勝手で、他の人を否定したり、操作、支配しようとする言動が目立ちます。また、一方的で有無を言わせず、**自分の優位**を保とうとします。

　仕事上でよく見られる例としては、相手の意見に対して、まず否定から始めるタイプの人です。このタイプの人にとっては、実際にどれほどの間違いや認識の違いがあるか、などということはどうでもいいのです。むしろ、ポジショニングをまず明確にして優位に立とうとすることが目的なのです。優位に立ってイニシアチブをとり、その場をコントロールしようとします。こういう人を上司に持つ部下は、常に否定されることに嫌気がさし、やる気をなくします。そして、ストレスをどんどんためていくことになりそうです。

　アグレッシブな自己表現をする人の中には、他人が自分と違うことへの**不安**や、逆らわれることへの**恐れ**、他人ときちんと話ができない**不器用**さなどを抱えていることも多いといいます。

　ノン・アサーティブが積み重なって、アグレッシブに変わってしまうこともあります。

　他人を尊重する態度がみられないので、人間関係が長続きしないことも多いです。

ノン・アサーティブ＝非主張的な自己表現

　自分よりも人を優先するため、自分の意見や考え、気持ちを表現しなかったり、自分を押さえてしまうのが**非主張的な自己表現**です。

「皆さんがいいなら、それで結構です」「決まったことに異存はありません」という控えめな態度はとりますが、本心では納得しておらず、胸襟を開かないタイプです。

とにかく目立つことを嫌い、人と違うことを避けるタイプで、さらに強い力を持った人間が現れると、今度はその人の影響下に入り込みます。しかし、実のところは自分を押さえ込む人間に対する怒りも持っています。

このような人は職場において、会社と自分の関係性を**主・従の立場**にあるように考えている場合があり、比較的古い考え方を持っています。会社には雇ってもらっているのであり、やれと言われたことは一生懸命にやる、といったタイプですが、自分から積極的に仕事を作り出していくタイプではないようです。

このタイプの人たちは、黙る、あいまいな言い方、いいわけがましい言い方、消極的な態度や小さな声など、相手に伝わりにくい表現をとってしまいます。自分を否定するような考えが目立ち、依存的、服従的な態度をとることが多いです。

ノン・アサーティブな自己表現をする人は、相手を尊重しているようにみえますが、心の中では不満を感じていたり、自分に正直でなかったりするので、欲求不満やストレスがたまりやすくなります。自分を否定したり、落ち込んでしまうことも多いといえます。

アサーション＝アサーティブな自己表現

自分も相手も大切にしようとする自己表現です。自分の意見、考えや気持ちを、率直に、その場にふさわしい方法で表現します。

「言うべきことを言う」のもそうですが、「言えるけれど、**あえて言わない**」という方法を選択するのもアサーティブな自己表現です。言わないことによる効果が、言うことによるそれに勝っていると判断すれ

ば、あえて沈黙を守るのです。「言いたいのに言えない」とは全然意味が違います。

上手な自己表現

　自己表現をどのように行うかで、自分の気持ちや相手の気持ち、そして受け止め方もずいぶん違ってきます。

　攻撃的な自己表現は相手に嫌な思いをさせることが多く、非主張的な自己表現では、自分がわかってもらえないと、傷ついた気持ちが残り、惨めな思いをすることが多くなります。

　アサーティブな自己表現は、相手の気持ちも思いやりながら、自分の気持ち、考えを率直に言うので、相手にも伝わりやすく、お互いに不快な気持ちにならず、人間関係をより良いものにしていくことができます。

自己主張できる人は評価される

　日本人は自己主張が下手だといわれてきました。

　自己主張をするというと、「悪いこと」のように思われたり、「わがままな人」というレッテルを貼られたりします。自己主張というとどうしても「相手を打ち負かす」という勝負のイメージが強いため、人間関係を壊すものと捉えられがちです。これは、私たち日本人の大きな勘違いなのです。

　最近では**自己主張がうまくできる人物**が会社で評価され始めてきました。相手を立て、マナーを守り、礼を持って、しかも伝えたいことはしっかりと効率よく伝え、こちらを認めさせる能力を持つ人が望まれるようになってきたのです。

Step 2-2

ビジネスマンのためのアサーション・トレーニング

自己表現は良いことである

　アサーティブな自己表現ができるようなるには、まず、自己主張、自己表現をすることは良いことだと、**肯定的な気持ち**を持つことが大切です。

　人の気持ちの中には、自己表現を阻む考え方や気持ちがあります。「人に嫌われたくない」「人間関係を壊したくない」「いい人でありたい」「相手に申し訳ない」「相手を傷つけたくない」「自分ががまんすればすむなら、その方がいい」——など。これらの考えは、自己表現を間違って捉えています。

　アサーティブな自己表現をし、きちんとそれが相手に伝わったときには、人を傷つけたり、人から嫌われたり、関係が悪くなるようなことはありません。もちろん会話はキャッチボールですから、相手がボールを受け止めようとしてくれなければうまくいきませんが、少なくともこちらは相手が取りやすいボールを投げることで、自分の責任を果たすことはできます。

　ワンマン社長と、その社長にこびへつらうイエスマンの役員、という構造の企業が、やがて行き詰まり、姿を消していく様子を見てきた方も多いのではないでしょうか。

　このことをよく理解し、肯定的な気持ちでトレーニングを始めなければ、アサーティブにはなれません。

アサーション・トレーニングのポイント

アサーティブな自己表現を行うためには、次のポイントがあります。

①自分の気持ち・考えをきちんと正確に捉える
②周囲の状況や相手を客観的に観察する
③自分の要求や希望をはっきりと表現する
④非言語的コミュニケーションも活用する

アサーションの目的は、他人を説得しようとすることではなく、**自分の主張を他人に知ってもらうことである**ということを常に念頭に置くことが大切です。話をするときは、他人の言動を批判しないで、自分の気持ちを話します。その際は、プラスの感情を先に伝え、あとからマイナスの感情を伝えるほうがいいでしょう。共感的理解を示してから、自己主張をするようにしましょう。他人の人格を否定したり、非難してはいけません。主張は**具体的**に伝えましょう。

自分の気持ち・考えをきちんと正確に捉える

自分でも何を言いたいのかわからない状態では、相手に伝えられるわけがありません。
「私は今何を考えているのだろうか？」「私はこの状況をどう思っているのだろうか？」と考えます。ポイントは、**「私は」を主語**にして考えてみることです。
たとえば、職場で上司に叱責された場合に、「私が叱られるのは理不尽だと思う」「私はあの上司が嫌いだと思っている」「私は、上司も私のことを嫌っているのか知りたいと思う」などのように整理します。
中には否定的な考えも出てきますが、それはそれとして、思うままに自分の気持ちを整理していきます。そして、最後には建設的な考え

としてまとめていくのがいいでしょう。

周囲の状況や相手を客観的に観察する

　観察の結果、**事実をもとに**話をすれば、感情的にならずに話すことができますし、相手もこちらの話を聞きやすくなります。
「あいつは、空気が読めない」というのは、その場の状況を察知していない言動や行動に対して言われることですが、そういう関係性では人間関係は悪くなる一方でしょう。
　職場においても、忙しい状況で起きた感情的なトラブルに関しては、「こんなに忙しいんだ、感情的になるのはよくわかる。でももうちょっとがまんしてくれ、みんな同じ状況でやっているんだ」という言い方をすれば、注意した人物が自分を取り巻く状況を理解してくれていることがわかり、感情を抑えることができるようになるでしょう。

自分の要求や希望をはっきりと表現する

　あなたは残業をしなければいけない状況になりましたが、今日はどうしても遅くまでは残れません。なのに、残業の終了時間を上司に勝手に決められイライラしています。この状況をどのように自分で整理し、解決策を考えて、上司に主張できるでしょうか。
「自分がどうしたいのか」「何を希望しているのか」を表現するときに覚えておかなければならないことは、「私はこうする」という結論を相手に伝えるのではなく、「私はこうしたいけれど、あなたはどう思いますか？」という、**話し合いのための提案**だということです。
「今日とても忙しいのはわかりますが、自分も今日中に家でしてしまわなければならないことがあります。今日の残業には最後までおつきあいできませんが、その分を明日の夜に行いますので、適当な時間に

帰宅させてもらうことは可能でしょうか？」と主張できれば、特別なことでもない限り、了承される可能性が高まります。

非言語的コミュニケーションも活用する

いくら言いたいことが明確で、適切なものであっても、下を向いてボソボソと話したのでは、相手には伝わりません。相手に伝わるようなコミュニケーションの方法でしっかりと伝えましょう。

思わず出てくる**「伝えたい」という動作**を、意識して積極的に使うことで、コミュニケーションはかなり効率良くなります。

DESC法で整理する

DESC法とは、自分の気持ちや伝えたいことを4段階で整理して、アサーティブに表現するための手法です。

Describe ＝描写する
Express ＝説明する
Suggest ＝提案する
Choose ＝選択する

の4段階の英語の頭文字をとってDESC法と呼びます。

Describe＝描写する

置かれている状況を、事実のみ客観的に描写します。解決すべき問題とそれに対する相手の行動を、自分の感情を交えずに描写します。

Express＝説明する

Dで描写したことに対する、主観的な感情や意見を、率直に表現します。ただし、攻撃的になったりすることなく、相手の状況に共感す

る姿勢も大切です。

Suggest＝提案する

　問題に対する現実的で具体的な解決策を提案します。相手に望むことも具体的に表現して提案します。あくまでも「提案」であり、相手に強要したり、相手を非難するものではありません。

Choose＝選択する

　相手が提案を受け入れた場合、受け入れてくれなかった場合、両方を考えて、その次の自分の行動を考え、選択肢を示します。

ロールプレイングを行う

　次のような場面を想像して、実際にアサーション・トレーニングを行ってみましょう。

場面1

　仕事から疲れて家に帰ってきました。さぁ、お風呂に入ってゆっくりしようかというときに、いつも長電話になる友人から電話がかかってきました。特に急用でもなさそうです。そのときあなたはどうしますか？

場面2

　同僚が何人かで、話をしています。どうやら話の内容がわかっていないのは、自分だけのようです。そのときあなたはどうしますか？

場面 3
久々に田舎の母親が訪ねて来てくれているのに、会社のつきあいで飲みに行かなければならない状態に陥りそうです。執拗な誘いに対して、あなたはどう答えますか？

場面 4
仕事に追われているときに、話し出すと長くなる部長がやってきて、趣味の話を始めました。仕事は決められた時間内に終えなければなりません。そんなときあなたは何と返事をしますか？

　アサーションはコミュニケーションですから、「**失敗**」はありません。あるのは「**結果**」です。これが正しいというものはありません。双方向のやりとりですから、こちら側が同じ対応をしても結果が正反対になることもあり得ます。そのときの結果が経験となっていきます。
　ロールプレイングが終わったら、参加者全員で振り返りを行い、「**こういう方法もあった**」などと話し合うことは有効でしょう。

主張の内容による アサーションの種類

アサーションの種類

アサーションには、具体的にいくつかの種類があります。

①	自尊心の主張	「私には私の考えがある」と自己肯定できる
②	「NO」の主張	必要なときに「NO」と言える
③	感情の主張	自分の感情を、正当なものとして表現できる
④	変更の主張	主張を変更できる
⑤	依頼の主張	困ったときに助けを求められる
⑥	情報要求の主張	納得できないことに対して説明を求めることができる

　得意な主張と苦手な主張がある場合もあります。主張する相手によって、たとえば、Aさんに対しては、困ったときに助けを求めることができるのに、Bさんに対してはうまくできない、といった場合もあるでしょう。

　どんな種類の主張も、誰に対しても同じように、自己主張できるようになることが理想ですが、いきなり大きな目標を立てても、難しくてなかなかできません。

　「ここで、このひとことが言えたらいいのに」と思ったときに、**小さな勇気を出して言ってみる**というのが始めの一歩です。

アサーションのテクニック

　アサーションを、相手に受け入れてもらいやすくするためのテクニックがあります。

アサーションのテクニック
①アサーションの目的の再確認。
②相手の言動を批判しないで、自分の気持ちを話す。
③プラスの感情のあとに、マイナスの感情を伝える。
④相手の立場や事情に共感してから、自己主張する。
⑤相手の人柄を否定したり、非難しない。
⑥相手のどの言動が自分にどんな影響を与えているのか、今後どうして欲しいのかを具体的に伝える。

①アサーションの目的の再確認

アサーションの目的は、「**こちらの主張を相手に知ってもらうこと**」であることを確認します。「相手を納得させよう、同意させよう」というのは目的ではありません。

②相手の言動を批判しないで、自分の気持ちを話す

たとえば、「人前で怒鳴られて、私はとても恥ずかしかったです」などのように話します。

③プラスの感情のあとに、マイナスの感情を伝える

プラスの感情（喜び、感謝、うれしい、楽しいなど）のあとに、マイナスの感情を伝えるようにします。「誘ってくれてありがとう。でもちょっと風邪気味なので行けません」などのようにです。

ただし、プラスとマイナスのどちらを先に伝えるかは、状況や"何を""誰に"伝えるかによって、**何が有効かは変わってくる**でしょう。

④相手の立場や事情に共感してから、自己主張する

「あなたが相手にそのことを言いたくない気持ちはわかります。でも私は言った方がいいと思いますよ」などです。しかし、あまりに相手の立場に立ちすぎてしまうと、自分の意見が言えなくなってしまうので注意が必要です。

⑤**相手の人柄を否定したり、非難しない**

　相手の人柄を否定したり、非難しないで、しかし自分の言いたいことははっきりと伝えます。「さっきのあなたの発言は、以前おっしゃっていたことと違うような気がしますが、どちらがあなたの真意ですか？」などです。

⑥**相手のどの言動が自分にどんな影響を与えているのか、今後どうして欲しいのかを具体的に伝える**

　不快な感情も**具体的に、今後どうして欲しいのか**を伝えます。「あなたが大声でご自分の意見を主張されますと、私は自分の言いたいことが言えなくなって、すごく自分が惨めな気持ちになるのです。だから、できるだけ普通の声で、話し合ってくれませんか？」などのようにです。

アサーションを上達させるために

　アサーションは、**身近なこと**、**小さなこと**から、少し意識をして始めることが大切です。
　まずは、こんな風になれたらいいなと思う人を見つけて、その人の真似をしてみましょう。
「こんなときはどう言えばいいか？」と、あらかじめいくつかセリフを考えておくことも有効です。
　人を褒めて、褒め上手になることも大切です。話し方、大きな声や目線なども意識して、話をしてみます。
　反論や批判にも強くなりましょう。自分の意見が却下されたからといって、自分の人格すべてが否定されたわけではありません。
　アサーションを上達させるためには、毎日の小さなことの積み重ねが一番大切です。成功すれば自信がつき、自信がつけばさらにアサーティブになれるのです。

説得的コミュニケーション

　意図的に相手の態度を変容させようとして行うコミュニケーションがあります。これを、**説得的コミュニケーション**といいます。

　情報の送信者、つまり相手を説得しようとしている側の人の信頼性が高いと、一般に、説得は受け入れられやすくなります。ただし、時間が経過するとともに、信憑性が薄まる**スリーパー効果**があります。逆に、信頼性の低い人の説得は、一定期間経過後に効果が現れてきます。

　また、説得しようとしている送信者の意思が、受信者に明確に意識されると、心理的な抵抗や反発が生じ、態度が硬化してしまうといいます。人間は、基本的に自分の考えや行動を自分で決定したいと思っているのに、それに制限を加えられることで、自由を脅かされたと感じ、自由を回復すべく動機づけられ、抵抗が生じると考えられています。これを、**心理的リアクタンス**といい、説得や依頼の妨げとなります。

　説得や承諾を得ることが困難だと思われる場合、最初に、受け入れやすい小さな依頼を行い、次に、本来の目的である大きな依頼を行うと、受け入れられやすくなるといいます。これを、**フット・イン・ザ・ドア法**あるいは段階的要請法といいます。

　説得的コミュニケーションの方法には、情報の提供のしかたによって、次の2つがあります。

一面的コミュニケーション	説得したいことに有利な情報だけを提供する →相手が内容についてほとんど情報を持っていない場合に効果的であるとされる
両面的コミュニケーション	有利な情報と不利な情報をあわせて提供する →相手が内容についてある程度情報を持っている場合に効果的であるとされる

得意な主張・苦手な主張をチェック

アサーション度チェック

以下の項目のあてはまるものに○をつけてみましょう。

①	自分の意見が他の人と違っていても、自分の意見を発言できる	
②	分から長電話を終わらせることができる	
③	批判されても、平静に対処できる	
④	素直に自分の間違いを認めることができる	
⑤	話の腰を折られたときに、その人に対して、そのことを伝えられる	
⑥	他の人に、自分の長所や成し遂げたことを言うことができる	
⑦	アドバイスを頼まれたときに、できないことは断れる	
⑧	何かに誘われたときに、都合が悪ければ断れる	
⑨	さまざまな場面で、緊張してしまっても、自分を失うことはない	
⑩	注文が希望したものと違っていたとき、返品や交換の交渉ができる	
⑪	自分の気持ちはどうあれ、冷静に相手への評価を伝えられる	
⑫	人見知りせずに、初対面の人と話ができる	
⑬	セールスや店員が勧めるものを断れる	
⑭	人に助けを求めることが、恥ずかしいとは思わない	
⑮	相手がおせっかいを焼いていると思ったとき、そのことを本人に伝えられる	
⑯	誰かと話している途中でも、必要なときには会話を打ち切ることができる	
⑰	快諾できない要求には、NOと言える	
⑱	相手に対する気持ちを素直に伝えることができる	
⑲	知ったかぶりをせずに、わからないことは人に質問できる	
⑳	人が自分をほめたときに、素直に受け止めることができる	
	合計	

チェックの結果

　○の数が、10個以上であれば比較的アサーティブな人といえるでしょう。○がつかなかった項目が、苦手な自己表現の領域ということになります。極端に苦手な領域があった人は、原因や理由を分析することが重要です。

　おおまかに分類してみると、次のようになるでしょう（一部、重複しているものもあります）。

①自尊心の主張：1、3、4、6、20
②「NO」の主張：7、8、13、17
③感情の主張：5、9、11、18、20
④変更の主張：2、10、15、16
⑤依頼の主張：4、12、14、19
⑥情報要求の主張：12、17、19

結果を踏まえて

　もちろん、相手や状況、対象によって違うこともあるでしょう。「Aさんになら違う意見でも言えるけれど、Bさんには言えずに、ついついBさんの意見に合わせてしまう」「これに関してはCさんに助けを求められるけど、このことは言えない」などです。この場合には、どうしてそこに違いがあるのかを振り返ってみることが大切です。

　また、○がついていても、相手に対して否定的な気持ちがあるとしたら、それは相手に配慮していない発言かもしれません。

　たとえば、自分が悪かったと認めたとしても、相手に対して「そんなふうに責めなくたっていいじゃないか」という気持ちや「自分だって間違えるじゃないか」などと思っていたら、正しいアサーションではありません。

アサーション・トレーニング

　ある人々は、その人のパーソナリティや環境によって、アサーションが自然と身についているかもしれません。しかし、アサーションが身についていない人にとっては、ある程度意識して、**自分を訓練していく必要**があります。

　訓練といってもあまり大げさに考える必要はありません。先にあげたようなチェックリストなどを使って、どの場面で自己表現できているか、どんな場面が苦手かを知り、比較的やりやすいと思う場面で、自分の行動や言動を意識してみます。

　コミュニケーションの結果について、「もっとこうすればよかった」と後から思うことはあるでしょう。やりとりを振り返って、「こうすればよかった」と思ったことを自分の中に蓄積し、新たな場面でその経験を活かしたり、応用できるようになればいいのです。

　自分のコミュニケーションを意識し、**できるところから変えていく**、そのこともまた、ストレス・マネジメントの大切な方法です。

職場における自己主張

　職場や企業の中で物事をスムーズに進めていくためにも、きちんとした自己主張ができるようになりましょう。きちんと**自己主張できる人**は、職場でのストレスも軽減されますし、他者からの信頼を得ることもできます。

　職場は特にお互いの上下関係や利害関係など、複雑な要素が絡み合っています。しかし、本来は誰もがきちんと自己主張し、お互いがお互いを尊重し合える関係であることが望ましいのです。もしあなたが人の上に立つ立場であるならば、そのような誰にとっても働きやすい職場環境にしていくことを考えてみてください。

「どんどん建設的な意見を出してくれ」とはいうものの、自分の意見にそぐわない意見はほとんど採用しない上司のまわりは、イエスマンばかりになってしまいます。

Step2 上手な自己主張のススメ
理解度チェック

問題 1 次の文章で適切なものには○を、間違っているものには×をつけなさい。

① アサーションでは、自分よりも他人を優先させる。[ ]
② アグレッシブな自己表現をする人は、他人と違うことへの不安を抱えていることが多い。[ ]
③ ノン・アサーティブな自己表現をする人は、いつも相手を尊重している。[ ]
④ 「あえて言わない」こともアサーティブな自己表現である。[ ]
⑤ アサーティブな自己表現は、人間関係をより良いものにしていくことができる。[ ]

問題 2 次の文章で適切なものには○を、間違っているものには×をつけなさい。

① アサーションの目的は、自分の主張を他人に知ってもらうことである。[ ]
② 自分の気持ちを正確にとらえるために、「あなたは」を主語にして考えるとよい。[ ]
③ 観察の結果、事実をもとに話をすることが大切である。[ ]
④ 自分の要求は、結論として伝える。[ ]
⑤ 言葉で伝えることが重要で、非言語的コミュニケーションは用いない。[ ]

問題 3 次の文章中の [ ] 内で正しいものを選びなさい。

① アサーションを相手に受け入れてもらいやすくするために、[ア 自己主張してから相手の立場に共感する　イ 相手の立場に共感してから自己主張する]。
② 一般に、説得しようとしている側の人の信頼性が [ア 高い　イ 低い] と、説得は受け入れやすくなる。
③ 説得しようとしている人の意思が、受信者に [ア 明確に意識される　イ 曖昧なままである] と、受信者の態度が硬化することがある。
④ フット・イン・ザ・ドア法では、最初に [ア 本来の目的である大きな依頼　イ 受け入れられやすい小さな依頼] を行う。
⑤ 有利な情報と不利な情報をあわせて提供する方法を、[ア 一面的　イ 両面的] コミュニケーションという。

問題 4 次のアサーションの種類の表の [ ] にあてはまる語句を答えなさい。

[①] の主張	「私には私の考えがある」と自己肯定できる
[②] の主張	必要なときに「NO」と言える
[③] の主張	自分の感情を、正当なものとして表現できる
[④] の主張	主張を変更できる
[⑤] の主張	困ったときに助けを求められる
[⑥] の主張	納得できないことに対して説明を求めることができる

① [　　　　　] ② [　　　　　] ③ [　　　　　]
④ [　　　　　] ⑤ [　　　　　] ⑥ [　　　　　]

Step2 Check Answer

上手な自己主張のススメ
理解度チェック 解答と解説

問題1

① ✕ アサーションは、自分のことも、相手のことも大切にする自己表現方法です。
② ◯ 逆らわれることへの恐れや、他人ときちんと話ができない不器用さを抱えていることも多いといいます。
③ ✕ 一見、相手を尊重しているように見えますが、心の中では不満を感じていたり、自分に正直でなかったりします。
④ ◯ 「言いたいのに言えない」とは異なり、「言えるけれど、あえて言わない」のはアサーティブな自己表現です。
⑤ ◯ 自分も相手も尊重するので、相手に伝わりやすく、不快な気持ちにもならず、人間関係をより良いものにできます。

問題2

① ◯ 他人を説得することが目的ではないので、相手の言動を批判することは避けます。
② ✕ 「私は」を主語にして考えると、自分の気持ちや考えを整理できます。
③ ◯ 事実をもとに話をすれば、感情的にならず、相手も話を聞きやすくなります。
④ ✕ 結論ではなく、話し合いのための提案として伝えます。
⑤ ✕ 非言語的コミュニケーションも活用します。

問題3

① イ 相手の立場や事情に共感してから自己主張した方が受け入れてもらいやすくなります。
② ア ただし、信頼性の高い人の説得は、時間の経過とともに信憑性が薄まるスリーパー効果が生じることがあります。

③ ア　心理的リアクタンスといい、説得や依頼の妨げとなります。
④ イ　フット・イン・ザ・ドア法は、段階的要請法ともいわれます。
⑤ イ　一面的コミュニケーションとは、説得したいことに有利な情報だけを提供する方法です。

問題4
①自尊心　②「NO」　③感情　④変更　⑤依頼　⑥情報要求
自分の得意な主張と苦手な主張について知っておくことが大切です。

Part 4

自宅でできるリラクゼーション

Step 1

リラゼーションの効果

　リラックス反応とは、ストレス反応と相反する反応で、まわりが安心・安全で脅威でないと判断したときに現れます。リラックス状態を積極的につくり出すことで、ストレスによる問題を解消します。

身体と心は連動している

　新入社員が、初めて何かしらの発表の場を与えられたときの緊張というものはかなりのものでしょう。社会人として、自分の意見や企画を初めて人前で披露するわけですから、受け入れられるか、非難されるか、気が気ではありません。

　そんなときに萎縮した体をほぐすことはとてもいいリラクゼーションになります。大きく伸びをしてみたり、腕や首を回してみたり、深呼吸してみたり。すると体のこわばりが取れるのと同じように、気持ちの高ぶりも収まってくるものです。

　緊張は心の問題でもありますが、身体の問題でもあります。**身体からアプローチして心をほぐす**、それがリラクゼーションです。

リラクゼーション法の導入

　ストレスをコントロールする方法として、リラクゼーション法を身につけることは有効です。職場や家庭でも簡単に行えるものもあります。レクリエーション的に取り組んでみるのもいいかもしれません。

　リラクゼーション法を導入するに当たっては、**ストレスに対する正しい理解**と、**リラクゼーションの必要性**を理解することが大切です。理解したうえで取り組むのと、そうでない場合では効果は大きく違ってきます。

会社帰りにリラクゼーション

　リラクゼーションやヒーリング効果を提供するビジネスも盛んです。体調や気分に応じて、会社帰りにも試してみることのできるリラクゼーション法もあります。
- アロマテラピー
- タラソテラピー
- アーユルヴェーダ
- リフレクソロジー
- ロミロミ　など

Step 1-1

ストレスには
リラックス・リラックス

プレッシャーに強い人・弱い人

　同じ環境にいても、ストレスを感じる人と、あまり感じない人がいます。いったいどこに違いがあるのでしょう。ストレスの感じ方と大きくかかわってくるのが、性格や物事の考え方です。

　プレッシャーやストレスに強い人は、結果だけでなく、**経過（プロセス）を楽しむことができる**といわれます。こういう人は、自分の努力次第で結果は変わると考えていますが、結果だけを見るのではなく、今やっていることに集中し、工夫しながらその経過を楽しむことができます。

　また、**ユーモア**も大切です。笑いを大切にする人は、いつでも面白いことを見つけることができ、少々の失敗なら笑い飛ばしてしまいますし、人を許すおおらかさも持っています。

　あまり人とベタベタせず、自分1人で行動したり、1人の時間を大切にする、さっぱりとした人もストレスには強いといえます。そして、挑戦者タイプで何事もやればできると信じてチャレンジしていく人は向上心が強く、困難に出会うと、俄然はりきります。このような人たちは、プレッシャーやストレスを感じてもそれをバネにして前進していけます。

　プレッシャーやストレスに弱い人は、まじめで几帳面な人といわれます。このような人は、途中で妥協できず、責任感が強く、何でも自分で抱え込んでしまいます。少しでもうまくいかないと落ち込んでしまいます。がんこで厳格な人も、人のミスを許せず、他の人の行動を見てはイライラしてしまいます。

このような人は、職場では評価されている場合も多いのですが、意外と自己評価が低いのです。まわりは評価していても、本人は「まだ足りない」と思ってしまうのです。また、人に仕事を任せることもできないで、さらに自分を追い詰めていくのです。

自分にもまわりにもおおらかに

こうしてみてくると、**おおらかな人間**こそ、社会において生きやすいことがわかるでしょう。おおらかな人間同士の方が、世の中は和気あいあいとして楽しそうです。

ところが、不思議なことに、他人に対しては、まじめで几帳面な人であることを強要したりします。まじめで几帳面であることは、美徳ですし、それ自体を否定するものではありません。それを強要するような態度が、相手にも自分にもストレスを与えてしまうのです。自分も新入社員時代は、結構大雑把で、いい加減にやってきたのに、若い世代には「約束は守る」「見苦しい身なりをしない」「挨拶はきちんとする」などとこまごまと注意をし、それらのことが守られるように何度でも同じことを言ったりします。

言わずにいられない状況であったとしても、感情的な物言いでは、相手も自分も常にストレスにさらされ続けることになります。相手の性格を考慮した上で、**注意の仕方も工夫する**ことが望ましいでしょう。

息の抜き方を覚えよう

息を止めたままでは、誰でも苦しくなってしまいます。ストレスにさらされ続けて、心が休まるひまがない状態は、息を止めていることさえ忘れてしまっている状態といえるかもしれません。適度に息を抜くことを覚えないと、いつか壊れてしまいます。

先に述べた、おおらかな人というのは、自然に息の抜き方が身について実践できている人といえるかもしれません。一方、まじめで几帳面な人は、息の抜き方を知らないか、知っていてもどのタイミングで行っていいかわからない、あるいはタイミングをいつも逃してしまう、という人といえるかもしれません。

　何ごともメリハリが大事です。たとえ160キロの豪速球でも、そればかり投げていては、いつかは打たれます。緩い変化球を間に挟むことで、ストレートの速さが活きてくるのです。緩急をつけることが、ここぞ、というときに力を発揮するためには、大切なのです。

　緩めた状態のことをリラックス状態といいます。リラクゼーションとは、リラックス状態へ誘導するための手段や方法のことをいいます。ストレスをためやすい人ほど、**意識的にリラクゼーションを行う**必要があるといえます。

ストレスに弱い人の特徴

　おとなしい、嫌なことでもはっきりと断れない、自分の意見を言えない人は、ストレスに弱いといっていいでしょう。あとになって、後悔したり、自己嫌悪に陥ってしまうのです。

　また、あれこれ気になって心配したり、取り越し苦労の多い人は、いつも気になることがあるので、心が休まるひまがありません。このような人たちは、いつもストレスを抱え込んでいます。

　職場にも「**ついつい頼まれてしまう人**」、「**都合のいい人**」がいるのではないでしょうか？　このような人たちは自分の本心を言えず、ストレスをため込んでしまっている場合がありますので注意が必要です。この性格の人は、おとなしく普段から感情をあまり表に出しません。ストレスの発散が下手で、内部に鬱屈したものがたまっていき、ある日突然それが弾けたりします。急に烈火のごとく怒り出したり、プイと

会社を辞めたりなど、予測しがたい行動に出る場合もあります。

リラクゼーション法を取り入れよう

　ストレスに弱い性格を変えるというのは、なかなか難しいものです。そこで、意識的に心身の緊張をほぐす方法を身につけて、実践できるようにしておくと、ストレスで心身が壊れてしまうことを回避できます。

　リラックス状態とはどんな状態か、どのような効果が期待できるのかを学び、**簡単なリラクゼーション法**を実践してみましょう。

Step 1-2

リラックス状態とは

リラックス反応とは

　ストレス反応とは、ストレッサーに対する心身の戦闘態勢でした。一方で、心身には、疲労回復のために休息し、新たなエネルギーを充電させるメカニズムがあります。この非戦闘時の休息のための反応を、リラックス反応といいます。

　リラックス反応は、安全で安心できる環境にあり、環境や刺激が脅威ではないと判断したときに、自然に起こる反応です。

　ストレス反応とリラックス反応は、相反する反応です。ストレス状態では、不安が安心を制止して、不安や緊張が生じています。リラックス状態では、安心が不安を制止して、不安や緊張は生じにくくなります。このような関係を、**逆制止**といいます。

　つまり、リラックス状態を積極的に確保することで、ストレスによる問題を解消することができるのです。

リラックス反応を引き出すには

　安心が不安を上回ったときに、リラックス反応が起こります。
　そのためには、次のような環境・状況をつくり出すことが必要です。

- 安心できる環境
  ⇨危険や脅威のない環境、安全で落ち着いた環境
- 信頼できる人間関係と大切にされているという実感
  ⇨人に守られているという安心
- 楽しいこと・うれしいこと・笑うこと
  ⇨不安や恐怖からの解放
- 好きなこと・熱中できること
  ⇨ストレッサーについて考えることからの解放

リラックス状態とストレス状態の比較

　自律神経には交感神経と副交感神経がありますが、リラックス状態では、**副交感神経が優位**になります。逆に、ストレス状態のときは、交感神経が活発になっています。

　リラックス状態では、副交感神経の働きで、心拍数や呼吸数は減少し、血圧は低下し、筋肉はゆるみ、末梢循環は増加します。脳波では、α波が優位となります。

　ストレス状態では、交感神経が活発に働き、心拍数も速くなり、呼吸数も多くなります。筋肉は緊張し、末梢循環は減少するため、手足が冷たくなったり、手のひらに汗をかいたりします。脳波ではβ波が優位となります。

ストレス状態 （交感神経優位）	部位	リラックス状態 （副交感神経優位）
拡大	瞳孔	縮小
抑制	涙の分泌	促進
少量の濃い唾液	唾液腺	大量の希薄な唾液
拡張	気管支	収縮
収縮	血管	拡張
促進	心拍数	抑制
上昇	血圧	低下
収縮	立毛筋	―

促進	発汗	―
上昇	血糖	低下
抑制	消化管運動	促進
収縮	膀胱括約筋	弛緩
β波	脳波	$\alpha \sim \theta$波

リラックス状態とは

　リラックス状態とは、身体的にも精神的にも、緊張やストレスから解放された状態です。ゆったりとした気分で、くつろいだ状態です。

　リラックス状態とは、ただゆったりとした心身の状態を指すのではありません。生理学的には、脳波のα波を引き出すと脳の活動が穏やかになり、気持ちよく、眠くなってきますが、この気持ちよいという感覚が、脳から身体によいホルモンを分泌させ、循環器系、神経系、免疫系などの働きを活性化し、自然と回復力を呼び覚まします。

　ストレス状態は、ゴムまりに外からの力が加わって歪みが生じている状態です。対して、リラックス状態とは、少々の力ではへこまない、あるいはへこんでもすぐに元の状態に戻ることができるような、**復元力の高まった柔軟な状態**を意味しています。

> リラックス状態では
> ・心身が落ち着いて安定している
> ・精神は集中していて、緊張はない
> ・疲労が回復し、エネルギーが充電される

リラクゼーションとは

　一般に、昼間の活動時は、交感神経系の働きが優位で、睡眠時は、副交感神経系の働きが優位になっています。睡眠とは、心身の疲労を回復させるための、最も休息した状態といえます。活動と休息のバラン

スがとれているときが、"**健康状態**"なのです。

　ストレス状態が続くということは、本来、機能するはずの休息機能が十分に機能していない状態であるといえます。そこで、リラックス状態を積極的につくり出し、心身を休息させて、健康状態を回復する必要が出てきます。

　心身の緊張をほぐし、リラックス状態に導く手法を、**リラクゼーション**といいます。

　リラクゼーション法は、筋肉を緩めることによって不安や緊張が解消できるのではないかという発想で、病気の治療や健康増進に広く利用されるようになりました。

Step 1-3

効果的な リラクゼーション

リラクゼーションの効用

　リラクゼーションによって、ストレスを解消すること、軽減することができます。また、疲労を回復したり、安眠をもたらす効果もあります。**自然治癒力**や**免疫力**も高まるといわれ、心身の健康維持・増進に効果があります。

　ストレスを感じたとき、イライラとした気分になったとき、腹が立つことがあったとき、緊張したときなど、簡単にリラックス状態をつくる方法を身につけておくと、気分を静め、落ち着きを取り戻すことができ、冷静に判断・行動することができます。

> リラクゼーションの主な効果・効用
> - ストレスの軽減や解消
> - 疲労からの回復
> - 免疫機能を高め自然治癒力を向上させる
> - 心身の緊張を緩和する
> - ストレスによる疾患を予防する
> - 心身の健康の維持
> - ストレスをうまくコントロールできるようになる
> - 良好な睡眠が得られる

簡単にできるリラクゼーション

　私たちが普段から行っているような次の行動も、リラクゼーション効果を得ることができます。

　ストレスがたまってきたなと感じたとき、気分がイライラしている

とき、何となく調子が悪いと感じるときなどに、意識的に行ってみるとよいでしょう。

どんなときに、どのリラクゼーションが効くのか、自分で知っておくことも大切です。

身体をほぐす	・身体を伸ばす ・ストレッチ体操を行う ・マッサージをする ・ぬるめのお風呂に入る　など
呼吸を整える	・深呼吸する ・腹式呼吸を行う ・呼吸を数える　など
感情を解放する	・思いきり笑う ・思いきり泣く ・言葉に表す　など
感覚に働きかける	・好きな音楽を聴く ・好きな香りを嗅ぐ ・好きなものと触れ合う　など
その他	・食べる ・飲む　など

効果的なリラクゼーションを行うために

リラクゼーションを効果的に行うためには、「**身体**」と「**呼吸**」と「**心**」を整えることが大切です。身体を整えるためには、身体全体の筋肉を伸ばしたり緩めたりして筋バランスを整えるストレッチなどが有効です。

呼吸を整えるためには、「**ゆっくり、規則的に、長く吐く**」が原則です。私たちの身体の力は、息を吐くときに抜けていき、吐ききったところが一番脱力している状態だといわれます。

リラクゼーションを効果的に行うためには「**息を吐く**」ことを意識することが大切です。

心を整えるためには、H・ベンソンによれば「何らかの対象（言葉、文、筋肉運動などの繰り返しの作業）に心を向け、注意がそれたら繰り返しの作業に戻り、またそれたら戻る」が原則です。

集中しよう、しようと思うとかえって心が乱れます。注意がそれてもそのままやり過ごし、繰り返しの作業を続けることが大切なのです。

リラクゼーションにかける時間

リラクゼーションにかける時間によっても、その効果に違いがあることがわかっています。

一般に、リラクゼーションを開始して**3〜5分ぐらい**は緊張が緩む効果が大きく、長時間になってくると活性化する効果が加わってきます。

たとえば、自己催眠を利用したリラクゼーション法として広く用いられている自律訓練法を実習すると、健康な人の場合、最初の5分くらいは血圧が下がってきますが、10分も経つと逆に血圧は高くなることが多いといいます。

肩こり、頭痛、高血圧、不眠症といった心身の緊張状態が直接関与している病態には短時間の実習でも効果がありますが、うつ状態や慢性疲労などのエネルギーの低下した状態には、長めの実習をすることが望ましいと考えられます。

リラクゼーションを病気の治療や健康増進に利用し、持続的な効果を得るためには、毎日続けることが必要です。長期的に続けることによって、ストレスに対する抵抗力が増し、「**体質改善**」へと導くことも可能となります。

さまざまなリラクゼーション

アロマテラピー	花や草などの植物から抽出される100％天然の精油（エッセンシャルオイル）を使って心身の健康に役立てようという芳香療法。エッセンシャルオイルの香りは心に安らぎを与え、マッサージで使用するオイルは身体の疲れを癒す効果がある
タラソテラピー	フランスでは、健康保険の対象にもなっている予防医学のための海洋療法。海という意味を持つギリシャ語のthalassa（タラサ）に由来。海の資源はミネラルやイオンをはじめとするさまざまな成分が含まれている
アーユルヴェーダ	サンスクリット語で「生命（＝アーユル）」の「科学・智慧（＝ベーダ）」という意味。アーユルヴェーダの基礎には、ヴァータ（運動エネルギー）、ピッタ（変換エネルギー）、カファ（結合エネルギー）の3つのエネルギーがあり、この3つのエネルギーの調和を取ることにより真の美しさや、健康を手に入れることができるとされている
リフレクソロジー	Reflex（反射）logy（学問）→「反射学」。人の足の裏の身体の各部分に反応する「反射区」を手や指を使って刺激する事で、臓器や器官を活性化させ、体内の循環を良くし、自然治癒力を高める
ロミロミ	ハワイ語で「揉む、マッサージする」の意味。肘や腕を使ってリズミカルに全身を刺激。手の温もりを身体に伝えることで精神にも働きかける

Step 1-4

その場でできる リラゼーション法

セルフケアとして、比較的簡単にできるリラクゼーション法を紹介します。

ため息呼吸法

とても簡単な方法で、時間や場所を選ばずにどこででもできます。身につけておくと、ちょっとしたときに、身体や心の緊張をほぐすのに役立ちます。覚えやすく、さまざまな場面で活用することができます。

> **方法**
> ①鼻から4〜5秒かけてゆっくりと息を吸いこむ。
> ②吸いこんだ状態で1〜2秒息を止める。
> ③口をあけて一気に吐く。
> ④吐いた後1〜2秒息を止める。
> ⑤これを3〜4回繰り返す。

深呼吸（腹式呼吸）

緊張したときによく行われる、手軽な方法です。腹筋を使って、深くゆっくり呼吸することで、副交感神経を優位にし、リラックス状態を促します。腹式呼吸には、**自律神経のコントロール効果**もありますし、気分を落ち着かせることができます。

> **方法**
> ①お腹に軽く手を当てる。
> ②お腹をふくらませるようにして、鼻からゆっくりと息を吸い込む。
> ③数秒間息を止める。
> ④口を小さくすぼめて、お腹をへこませるように、時間をかけて息を吐き出す。
> ⑤①～④を4～5回繰り返す。

イスを使っての深呼吸

少し時間があり、座ったり、横になれる場所があればイスを使った呼吸法ができます。あまり形にこだわらず、ゆったりとした気分を味わい、**「体を休める」という感覚**を養ってください。横になっても行えます。

> **方法**
> ①イスに浅く腰をかけた状態で、背中を背もたれにもたれかけ、ゆったり座る。
> ②足は前に楽に投げ出し、手は自然に開いて、手のひらを上に向けて太ももの上に置く。
> ③目を軽く閉じ、鼻からゆっくり息を吸って、口からゆっくり吐き出す。
> ④呼吸を繰り返しながら、肩や腕、足など、身体の力が抜けていることを感じて、心を落ち着ける。

身体を動かしながらの深呼吸

ストレスを感じているとき、私たちの心が緊張しているのと同時に、肩や背中も緊張しているのです。深呼吸をするときに身体も一緒に動かすことで、心と身体の緊張をほぐしていきます。

> **方法**
> ①立って、足を肩幅に開く。
> ②鼻から息を吸いながら、両手を伸ばして横に上げる。
> ③手が肩の高さまで上がったらそこで止め、呼吸も3秒止める。
> ④細く長く息を吐き出しながら、両手をゆっくり下ろす。
> ⑤最後に鼻から息を吸い込み、口から吐く（整えの呼吸）。
> ⑥これを4～5回繰り返す。

呼吸を数える練習

これは簡単にできるリラクゼーション法ですが、**続けていくほどに効果があがる**ものです。毎日少しずつ続けていくと、ストレスへの抵抗力もついていきます。

> **方法**
> ①横になるか、イスに楽な姿勢で座る。
> ②ゆったりとした呼吸（軽い腹式呼吸）をする。
> ③息を吸って、吐いたら1、吸って、吐いたら2……と呼吸を数えていく。10までいったらまた1に戻る。
> ④気が散ったりして、途中で数がわからなくなったら、また1から始める。ただし一生懸命数える必要はない。
> ⑤①～④を1回5～10分、1日1～2回行う。

瞑想法

これは**ベンソンの瞑想法**と呼ばれている方法です。

> **方法**
> ①イスに深く座るか、横になり、目を閉じる。
> ②呼吸に意識を集中させ、息を吐くときに頭の中で「リラックス」という言葉を繰り返す。（言葉は「安心です」「平和です」「ありがとう」など。他の穏やかな言葉でもよい）
> ③これを10分間続ける。

　リラクゼーションの方法はその他にも、催眠法、イメージ療法、バイオフィードバック療法などの他、泣くという方法もあります。アファメーションといって、自分で自分を励ますリラクゼーション法もあります。「私は私のままでいいのです」「私はみんなから必要とされる大切な人間です」などのように、自分に言葉をかけます。

　ここでのリラクゼーションの目的は、気分を静めることです。ストレスを受けると、不安やイライラが募ります。しかし、それを静めるとスッキリとしてずっと楽になり、冷静な判断ができるようになります。気分的にリラックスした状態を作ること、これはストレス・マネジメントにとって大変重要なポイントです。

　職場では、昼休みや休憩時間などに、簡単なリラクゼーション法を実施することはできるでしょう。そうすることで上手に**気分転換**できますし、仕事の能率も上がることでしょう。自分なりの工夫をしてみてください。

Step1 リラゼーションの効果
理解度チェック

問題 1 次の文章で適切なものには○を、間違っているものには×をつけなさい。

①プレッシャーに強い人は、プロセスを楽しむことができる。[ ]
②ストレスに強くなるには、ユーモアも大切である。[ ]
③まじめで几帳面な人は、プレッシャーに強い。[ ]
④おとなしい人は、ストレスに弱い。[ ]
⑤ストレスに弱い性格は、変えることができない。[ ]

問題 2 次の文章中の［　］内で正しいものを選びなさい。

①リラックス状態では、［ ア 交感神経　イ 副交感神経 ］が優位になる。
②副交感神経が優位のとき、［ ア 少量の濃い唾液　イ 大量の希薄な唾液 ］が分泌される。
③副交感神経が優位のとき、血糖は［ ア 上昇　イ 低下 ］する。
④副交感神経が優位のとき、膀胱括約筋は［ ア 収縮　イ 弛緩 ］する。
⑤ストレス状態の脳波は、［ ア α波　イ β波 ］が優位となる。

問題 3 次の文章の［　］にあてはまる語句を、下記の語群から選びなさい。

リラゼーションを効果的に行うためには、［　］と［　］と［　］を整えることが大切です。呼吸は、［　］、［　］、［　］吐くことが原則です。

語群
①身体　②心　③筋肉　④呼吸　⑤姿勢　⑥早く　⑦ゆっくり
⑧規則的に　⑨変化をつけて　⑩短く　⑪長く

問題 4 次の文章で適切なものには○を、間違っているものには×をつけなさい。

①ため息呼吸法では、息を吸い込んだ状態で１～２秒止めた後、ゆっくり吐き出す。[　]
②深呼吸は、胸式呼吸である。[　]
③深呼吸は、４～５回繰り返すとよい。[　]
④呼吸を数えるリラクゼーションは、続けていくほど効果があがる。[　]
⑤ベンソンの瞑想法は、１時間続ける。[　]

Step1 Check Answer

リラクゼーションの効果
理解度チェック 解答と解説

問題1

① ○ 結果だけを見るのではなく、経過を楽しむことができる人は、プレッシャーをはねのけることができます。

② ○ 少々の失敗なら笑い飛ばし、他人に対してもおおらかに接することができます。

③ × 責任感が強すぎると、何でも自分で抱え込んでしまい、プレッシャーに押しつぶされてしまうことも多いです。

④ ○ はっきり断れなかったり、自分の意見を言えない人は、ストレスに弱いといえます。

⑤ × 性格を変えることは難しいですが、できないわけではありません。

問題2

① イ リラックス状態は、身体的にも精神的にも、緊張やストレスから解放された状態をいいます。

② イ 交感神経が優位のときは、少量の濃い唾液が分泌されます。

③ イ 副交感神経が優位のときは、血糖は低下します。

④ イ 副交感神経が優位のときは、筋肉は緩みます。

⑤ イ リラックス状態では、α波がみられます。

問題3

リラクゼーションを効果的に行うためには、[①]と[④]と[②]を整えることが大切です。呼吸は、[⑦]、[⑧]、[⑪]吐くことが原則です。

①身体　④呼吸　②心　⑦ゆっくり　⑧規則的に　⑪長く

リラクゼーションを効果的に行うためには、「息を吐く」ことを意識す

ることが大切です。

> 問題4

① × 息を止めた後は、口を開けて一気に吐きます。
② × 深呼吸は、腹式呼吸です。
③ ○ イスを使った深呼吸や、身体を動かしながらの深呼吸も効果的です。
④ ○ 毎日、少しずつ続けていくと、ストレスへの抵抗力もついていきます。
⑤ × ベンソンの瞑想法は、10分間程度続けます。

Step 2

さまざまなリラクゼーション法

　習得したり、実施したりするのに少し時間はかかりますが、方法を知っていると、応用も利いて役に立つリラクゼーション法をいくつかみてみましょう。

自律訓練法

　自律訓練法とは、意識的に身体の緊張をほぐしながらリラックスする方法です。意識的に身体の緊張をほぐすといっても、能動的に意識を集中させようとするのではなく、「**受動的注意集中**」とよばれる状態になることが大切です。リラックスするぞと気張るのではなく、緊張をほぐす言葉を心の中で繰り返しながら、身体も心もリラックスしていきます。自律訓練法の特徴は、「**心から身体へ**」ではなく「**身体から心へ**」働きかけ、身体の緊張を解くことで、心の緊張を解いていく点です。身体がリラックスしている状態を意識的に作り、結果的に心もリラックスした状態にしていきます。

漸進的筋弛緩法

　漸進的筋弛緩法は、アメリカの生理心理学者であるジェイコブソンによって体系化されたリラクゼーション法です。

　筋肉に力を入れたとき（緊張）の感覚と、筋肉を緩めたとき（弛緩）の感覚を繰り返し感じることによって、系統的に段階的にリラクゼーションを行う方法です。全身の筋肉をいくつかの部分に分け、筋肉を**緊張させてから弛緩するという過程**を繰り返します。少し時間はかか

りますが、全身の筋肉が効果的に弛緩するのを感じることができ、リラクゼーション効果が実感できます。

イメージ・トレーニング法

　プロスポーツ選手が、競技の前に目を閉じて、これから行う競技についての望ましい状態をイメージすることで集中力を高めている姿を目にしたことがあるでしょう。イメージ・トレーニング法とは、**リラックスした状態や望ましい状態をイメージ**することで、緊張をほぐしたり、集中力を高めたり、効率・効果を高めたりする方法です。

ストレッチ体操

　ストレッチ体操は、適度に筋肉を伸ばすことで身体の緊張をほぐすと同時に、心の緊張をほぐす方法です。特に、普段あまり使っていない筋肉を使うと、交感神経に適度な刺激が与えられ、ストレスや疲労回復、気分転換などに効果があります。ただし、絶対に無理はしないことです。ストレッチ体操に限らず、適度な運動は身体の緊張をほぐし、安静時の心拍数を減少させ、**ストレスに対する耐性を高める**ことがわかっています。

リラクゼーション法を実施する場合

　持病がある場合は主治医に相談したり、身体に不調がある場合には無理には行わないほうがよいでしょう。もし、健康体であるのなら、挑戦してみてください。仕事に追われたり、忙しいと、なかなか目新しいことに挑戦することがおっくうになるものですが、メリハリを作る毎日の習慣として取り組んでいただければいいでしょう。

Step 2-1

自律訓練法

自律訓練法（Autogenic Training）とは

　自律訓練法は、リラクゼーション法として最も代表的なものの1つです。名前を聞いたことがあっても、特殊で難しい方法というイメージを持っている人もいるかもしれません。しかし、少しのコツをつかめば、決して難しくはありません。慣れてくれば**数分で心身共にリラックス**できるようになります。

自律訓練法の適応

　自律訓練法が最も効果的なのは**心身症**に対してであるといえます。自律訓練法により心身をリラックスさせ、不安感や緊張感を改善させることによって、心身症の身体症状を緩和することができます。

　基本的に、不安感や緊張感のあるメンタル疾患であれば、その多くで自律訓練法が使えます。

　自律訓練法は、心身症や神経症などの疾患に用いられますが、医療機関で治療を受けている場合は、主治医と相談してから導入した方がいいでしょう。

　メンタル疾患だけでなく、身体疾患や身体の不調があるときも、試してみるには注意が必要です。

自律訓練法が有効な人

　自律訓練法は、心身が緊張しやすく、**リラックスするのが苦手**で、大

事なときほど硬くなり、本来の実力を発揮できないようなタイプの人に有効です。

　仕事で忙しかったり、人間関係で悩んでいたりして、ストレスによる緊張状態から抜け出せずにいる人にも役に立ちます。

　軽度の入眠困難がある場合、睡眠薬を使う前に、自律訓練法によって寝付きを良くすることを試してみる価値はあります。

自律訓練法の効用

　自律神経のバランスが回復することによって、体調全般を整える効果が期待できます。動悸がおさまり、呼吸も安定して、胃腸の動きも良くなってきます。自律神経が正常に働くことで、ホルモン分泌や免疫機能も正常化します。イライラ、緊張、集中困難、抑うつ感などの精神症状も緩和します。自律訓練法は、ストレスによる**身体症状**と**精神症状**の両者を改善する作用のあるリラックス法です。

自律訓練法の実施手順

①準備

　温度、音、照明などに配慮して、できるだけくつろげる部屋で行います。リラックスできれば、ベッドでもソファでもかまいません。慣れてくると、仕事の合間やバスや電車の中でもできるようになります。

　ベルト、ネクタイ、腕時計など、身体を圧迫しているものはなるべく外すようにします。トイレはすませておき、空腹時は避けます。

②実施手順

　軽く目を閉じて、身体の力を抜きます。ソファならゆったりと背も

たれに身をあずけ、息をゆっくりと吐くようにします。

　以下のあらかじめ決まった形式（公式）を、心の中でイメージしながら繰り返し唱えます。

　公式は7段階に分かれますが、最後まで進む必要はなく、途中の段階でも十分に効果はあります。練習時間は1回**3〜5分**、1日1〜3回程度でよいでしょう。

公式①　気持ちがとても落ち着いている

　心の中で、「気持ちがとても落ち着いている」と唱えます。ゆっくりと息を吐くようにして、吐くときに全身の力を抜くようにします。吐く息と一緒に、身体の緊張も外に出て行くようなイメージです。

公式②　手足が重たい

　右腕（利き腕）に気持ちを向けて、右手の指先からスーッと力を抜いていきます。力を抜いて自然な重さを感じます。そして「右手が重た〜い」と数回ゆっくりと唱えます。

　次に左手も同様に重さを感じるようにします。両手が自然な重さで下に沈み込んでいくのを感じます。

　次に両足についても同様に力を抜きます。

公式③　手足が温かい

　重さを感じながら力を抜いていくと、徐々に温かさを感じるようになります。そして「右手が温か〜い」と数回ゆっくりと唱えます。左手、両足と進んで「両手足が温か〜い」と唱えます。両手足の力が抜けて、ポカポカと温かく感じるようになってきます。

　慣れてきたら以下の段階へ進んでいきます。

公式④　心臓が静かに規則正しく打っている
公式⑤　呼吸が楽にできる
公式⑥　お腹が温かい
公式⑦　額が気持ちよく涼しい

> **自律訓練法の練習手順**
>
> 公式①（背景公式）気持ちがとても落ち着いている。
> 公式②（四肢重感公式）両手両足が重たい。
> 公式③（四肢温感公式）両手両足が温かい。
> 公式④（心臓調整公式）心臓が静かに規則正しく打っている。
> 公式⑤（呼吸調整公式）楽に呼吸できる。
> 公式⑥（腹部温感公式）お腹が温かい。
> 公式⑦（額部冷感公式）額が気持ちよく涼しい。

実施にあたっての注意点

　自律訓練法では、「**受動的注意集中**」と呼ばれる状態が大切です。これは、注意は向けているのですが、能動的に意識を集中させるのではなく、ぼんやりとした状態で何となく意識を向けることをいいます。

　1回3分から5分程度が適当であるといわれますが、最初のうちは、「受動的注意集中」を維持することが難しければ、**1分くらい**でやめるのがいいでしょう。

　一種の軽い催眠状態に入っていますので、終了するときは必ず以下のような**消去動作**を行います。

　両手のこぶしを握って手を開きます。次に、胸元に腕を引きつけて、思い切り手を伸ばします。最後に2、3回、大きく背伸びをしながら、腹式呼吸で深呼吸します。

　実施直後は、めまい、脱力感、ふらつき、もうろう状態などがみられることがあるので、注意が必要です。

自律訓練法

背景公式（安静練習）

① 静かな部屋で目を閉じリラックスする

② 深呼吸／気持ちがとても落ち着いている

第一公式（重感練習）

③ 右腕が重たい／心を自分の右腕に向けて暗示をかける

④ 同じことを左手、右足、左足の順に行う

第二公式（温感練習）

⑤ 右腕が温かい／再び右腕に戻り暗示をかける

⑥ 同じことを左手、右足、左足の順に行う

消去動作

⑦ こぶしを握る／腕を曲げ伸ばしする／息を吐く／背伸びをする

Step 2-2

漸進的筋弛緩法

漸進的筋弛緩法(Progressive-Muscle Relaxation、PMR)とは

　漸進的筋弛緩法は、身体も心もリラックスした状態を作り出そうとするものです。ストレス状態の筋肉の緊張を認識し、それを緩める方法を身につける練習をします。

漸進的筋弛緩法の効用

　こんな遊びをしたことはありませんか？
　友だちに腕をつかんで押してもらい、自分はそれに反発するように腕に力を入れる。少しの間、その状態を続けると、友だちが手を離しても、腕が勝手に動いていってしまう。
　ヒトの筋肉はこのように、ある力に対するクセを持ってしまうことがあります。いつも緊張している人は、知らず知らずのうちに身体をこわばらせ、筋肉も緊張させています。「リラックスしてください」と言われて、本人は力を抜いたつもりでも、実は筋肉はまだまだ緊張した状態にあることが多いのです。
　この筋肉の緊張を解きほぐさない限り、本当の意味での弛緩はあり得ません。筋肉の緊張が長く続くと、身体の働きにも影響して、健康を損なう場合もあります。自分でも意識しない身体的緊張が、心の奥底を常に緊張させていることにもなります。
　ところが、私たちは意外と筋肉の緊張を自覚しておらず、筋肉をリラックスさせるといっても、どうしたらいいかわからないということがよくあります。ですから漸進的筋弛緩法で、**筋肉が弛緩した状態を**

実感することが大切なのです。

また、筋肉の緊張−弛緩を繰り返すうちに血液の循環も良くなり、さらにリラックス状態が促されていきます。

漸進的筋弛緩法の実施手順

実施方法や手順にはいくつかのやり方がありますが、基本的に身体全体の筋肉をいくつかの部分に分け、それぞれの部分の**筋肉を緊張させる→弛緩させる**、を繰り返します。

本格的な漸進的筋弛緩法は、全過程を行うには時間もかかり、習得も大変なので、ここではイスに座ったままでもできる簡易的な筋肉リラクゼーション法を紹介します（P174参照）。

①準備

できるだけリラックスできそうな場所で行います。できればゆったりと座れるカウチやソファがあるとよいでしょう。

②実施手順

イスに深く腰掛け、身体をだらんとさせます。そのまま軽く目を閉じて静かに深呼吸をします。

以下の順番で、筋肉の緊張（5秒程度）とリラックス（30秒程度）を、各部分3回程度繰り返します。

筋肉を緊張させるときには、7～8割ぐらいの力を入れ、筋肉が緊張しているときはどう感じられるか、筋肉はどうなっているのかを感じ取ります。

その後、吐く息とともに力を抜きながら、筋肉が緩んでいくのを実感します。筋肉が緩んでくると、緩んだ箇所が暖かくなるような感覚や、血流がよくなった感覚を覚えます。

> **順番**
> 両手→目→口→顔→両肩→腹部→つま先→全身の力を抜いて、リラックス

実施にあたっての注意点

　気をつけたいのは、**筋肉が震えるほどの力を加えない**ということです。

　すべての部分を行わなくても、緊張を感じている部分だけ行うこともできます。気分転換をしたいときやちょっと疲れたと感じるときに行い、自分の健康管理に役立てることができます。

やり方は同じく、緊張させて5秒、力を抜いて30秒、これを3回です。

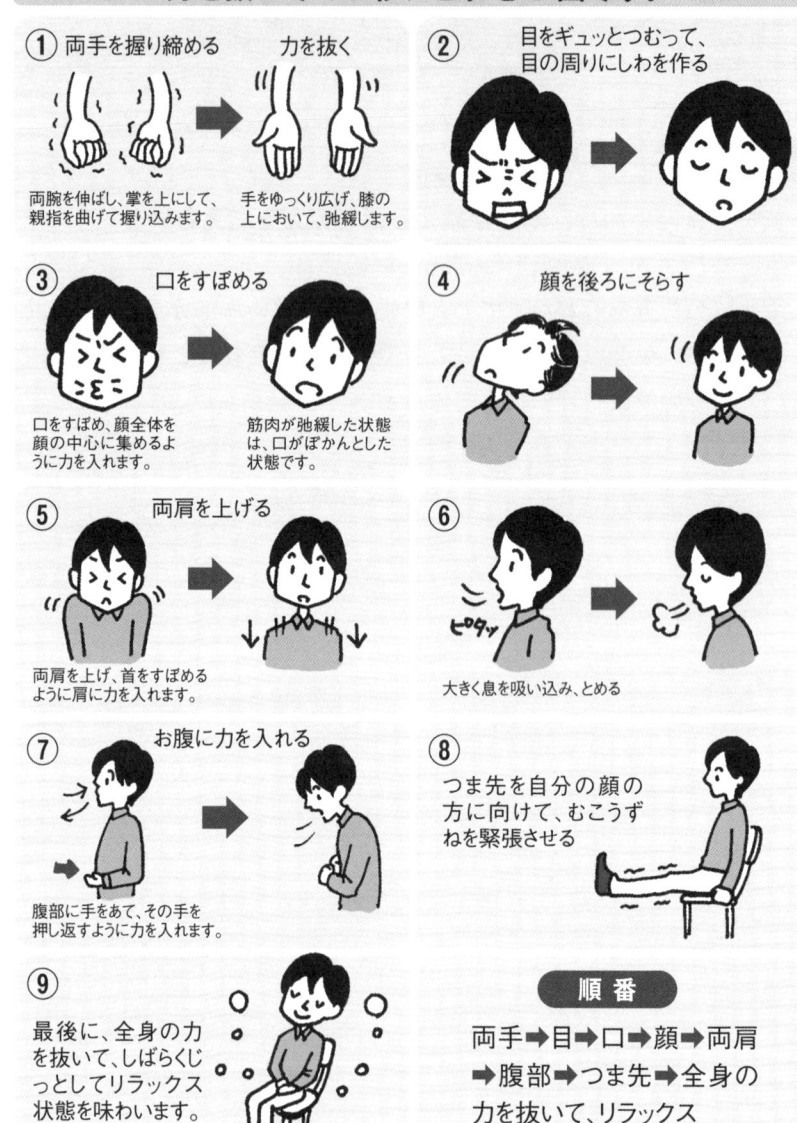

① 両手を握り締める ➡ 力を抜く

両腕を伸ばし、掌を上にして、親指を曲げて握り込みます。

手をゆっくり広げ、膝の上において、弛緩します。

② 目をギュッとつむって、目の周りにしわを作る

③ 口をすぼめる

口をすぼめ、顔全体を顔の中心に集めるように力を入れます。

筋肉が弛緩した状態は、口がぽかんとした状態です。

④ 顔を後ろにそらす

⑤ 両肩を上げる

両肩を上げ、首をすぼめるように肩に力を入れます。

⑥

大きく息を吸い込み、とめる

⑦ お腹に力を入れる

腹部に手をあて、その手を押し返すように力を入れます。

⑧ つま先を自分の顔の方に向けて、むこうずねを緊張させる

⑨

最後に、全身の力を抜いて、しばらくじっとしてリラックス状態を味わいます。

順番

両手➡目➡口➡顔➡両肩➡腹部➡つま先➡全身の力を抜いて、リラックス

本格的な漸進的筋弛緩法では、各部分、緊張(10〜15秒)➡弛緩(20〜30秒)を、3回程度くり返します。

Step 2-3

イメージ・トレーニング法

イメージ・トレーニング法とは

　お客様の会社や家を訪問し、契約をいただくような営業職では、よく**ロールプレイング**というイメージ・トレーニング、シミュレーション・トレーニングを行います。自分が実際にお客様と面談している場面を模擬的に作り上げ、会話のやり取りを再現して、うまく契約に導くためのトレーニングです。ロールプレイングを行う以外にも、常に状況を想像しながら、会話のバリエーションを考えていきます。これは成功の疑似体験をすることで、自信とやる気を出させようとするものなのです。

　たとえば、人前で話をするとか、大きな仕事の前に「失敗をしたらどうしよう」などと心配し、悪い方にイメージをしてしまうと、本当に失敗してしまうということがあります。逆に「大丈夫、自分は落ち着いているし、うまくいく！」とイメージすると、実際にもうまくいくということがあります。

　私たちは日常生活の中で、よくこうしたイメージを使っています。今あげたいくつかの例のように、イメージは良くも悪くも、私たちの**心身に影響する**のです。

　このイメージをうまく利用して、心身の緊張をほぐし、リラックス状態に促すのがイメージ・トレーニング法です。

イメージ・トレーニング法の効用

　イメージ・トレーニング法は、上手に利用すれば集中力を高め、ス

ポーツ練習や仕事の効率を高めることができるといわれています。
　ストレスを解消したり、自分の心の健康状態を良く保つためにも使われます。自分の弱点を克服したり、性格改善や人間関係改善などの方法としても使われます。
　ここでは**リラクゼーション法**としてのイメージ・トレーニングに絞ってみていきたいと思います。

イメージ・トレーニング法の実施手順

①準備

　静かでゆったりとできる場所で、まわりを少し暗くして行います。メガネ、ネクタイ、時計などを外し、ベルトをゆるめて、ゆったりとリラックスした姿勢がとれるようにします。
　背もたれのあるイスにゆったり座るのが一般的なやり方ですが、横になって行うこともあります。

②実施手順

　静かに目を閉じて、鼻から息を大きく吸って、ゆっくりと吐き出し、呼吸を整えます。
「気持ちが落ち着いてきている」と、心の中で繰り返します。
　気持ちが落ち着き、身体も心もリラックスしてきたところで、明るく気持ちのいい場所・状況をイメージします。
　海、山、草原など自然の風景でも、自分の部屋やお気に入りの場所でも、温泉に入っている、好きな人と一緒にいる、ペットと戯れているところでも構いません。自分が「気持ちいい」と感じられるものにします。
　さらに、色や辺りの様子、音、におい、肌触り、温かさや冷たさな

どをできるだけ具体的に思い描いてください。

　その情景の中で心身ともにリラックスしている自分を想像します。

『私は今とても好きな場所で、安全にそしてとても楽しいひと時を過ごしています』

　このように、今置かれている状況に意識を集中させ、楽しんでください。

例1

春の穏やかな1日、海岸を暖かい日差しを身に受けながら、
ゆっくりと散歩します。
潮のにおいを含んだ風は少し冷たく、
寄せては引く波の音とともに、心地よく感じられます。

例2

「安心・安全・くつろぎ・幸せ・楽しい」などの言葉から、
イメージする色、におい、肌触り、音などを思い浮かべ、
それを身体で感じます。

　1分ほどしたら、ぐーっと背伸びをして、ゆっくり身体を伸ばします。そして目を開けます。

実施にあたっての注意点

　ヒーリング効果の高い音楽やゆったりとしたテンポで落ち着ける音楽、自分が落ち着ける好きな音楽を流しながら行うといいでしょう。

　頭の中で具体的なイメージがうまくできていないと思われる場合は、写真や映像を見ながらイメージをつくりあげたり、どんな状況が「気持ちいい」のか、言葉に出してみたり、思い浮かべる情景を探してみるのがいいでしょう。

イメージ・トレーニングの効果は、そのことに本人がどれだけ興味を持っているか、どれだけ真剣に考えているか、どれだけ望んでいるか、どれだけ好きか、ということが大きく影響しているように思われます。
　イメージ・トレーニングは、**１日２回**、朝起きたときと夜寝る直前ぐらいに行うと効果的です。仕事の休憩時間中や気分転換をしたいときに行うのもおすすめです。

Step 2-4

ストレッチ体操

ストレッチ体操とは

　気持ちよく筋を伸ばすことで身体の緊張をほぐし、また心の緊張をほぐす方法です。特に、普段あまり使っていない筋肉を使うと、**自律神経に適度な刺激が**与えられ、ストレスや疲労回復、気分転換などに効果があります。

　ストレッチ運動に限らず、適度な運動は身体の緊張をほぐし、安静時の心拍数を減少させ、ストレスに対する耐性を高めることがわかっています。軽く汗をかく程度の運動を心がけることもいいでしょう。

　働く世代の方々は、こうしたストレッチ行動を無意識のうちにも行っていると思います。

　会社によっては始業前にラジオ体操を行っているところもありますが、実際に経験してみると、何とも爽快な気分になるものです。

ストレッチ体操の効果

　ストレッチには、**健康な身体作りという側面**と、**精神的ストレス解消の側面**があります。

　ストレッチにより、適度な刺激を受けて新陳代謝が活発になり、筋肉に弾力性がつけば、筋肉の質が高まります。身体の柔軟性が高まり関節の可動範囲が広がれば、日常生活における身体への負担が少なくなります。また、ケガをする危険性をも低くします。

　気持ちよく筋を伸ばすと、終わったあとに「すっきりした」という爽快感が残りますので、精神的なストレス解消にも効果的です。

2人1組で行うストレッチはいいコミュニケーションにもなります。

ストレッチ体操の実施手順

①準備

いつでもどんなところでも行えるのがストレッチ体操のよいところですが、安全面には十分に気をつけます。

横になってする体操を行うときには、バスタオルやクッションを使うといいでしょう。また寒い時期に行うときには、身体を動かし、温めてから行うことも大切です。身体が冷え切ったままではかえって筋肉を痛め、重大なケガのもととなります。また、体操は動きやすい服装で行います。

職場で行う場合は、イスや机などを効果的に使って行うなど、ストレッチの形態を工夫してみましょう。着替えられなくても、上着を一枚脱ぐなど、動きやすい格好になりましょう。

たとえば、会議室へ移動しながら、お手洗いに立ったとき、昼食時、お茶を飲むときなど、ちょっとした合間に心がけてストレッチを行うことも効果的でしょう。

気軽に行えるストレッチ体操ですが、決して無理しないでください。もうちょっとで届くのにと、ひとがんばりしてしまうことは避けます。

ストレッチ体操のポイント

①**強いはずみ（反動）はつけないで、ゆるやかに伸ばすこと**：反動をつけるとかえって筋肉を痛め、ケガのもとになります。
②**「気持ちいい」でやめる**：「痛いけどがまん」は絶対に禁物です。
③**息を吐きながら伸ばす**：呼吸を止めないように気をつけます。1回で伸ばしきるのではなく、まず息を吸って吐きながら伸ばし、そのま

まもう一度息を吸って、吐きながらさらに伸ばすと、より効果的です。

筋肉を伸ばすときは、15～30秒程度かけるのがいいでしょう。

また、ストレッチをするときは、弛緩させる部位を意識することが大切です。息を吸うときも、吐くときも、できればその部位を見ながら行うと効果的です。

②**実施手順**

P182からのイラストにそって実施してみましょう。

実施にあたっての注意点

必ずこの順番でこのようにしなければならないというわけではありません。時間やスペース、自分のコンディションや必要に応じて行うといいでしょう。ただし、ストレッチ体操の効果を最大に引き出すには、**毎日行う**こと、身体の一部だけではなくできるだけ**全身を伸ばす**ことが大切です。

首のストレッチ

各部分のストレッチは、どこを伸ばそうとしているのかを意識しながら、5〜30秒、4〜5セットくり返します。

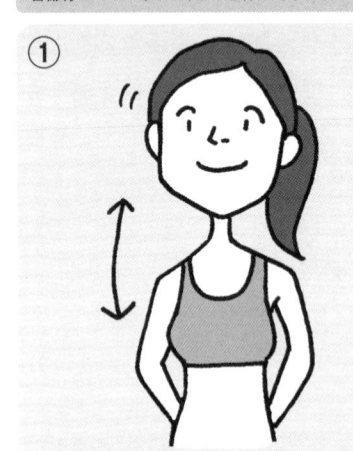

① 顔をゆっくり上に向けて、あごから胸にかけての筋を伸ばす。

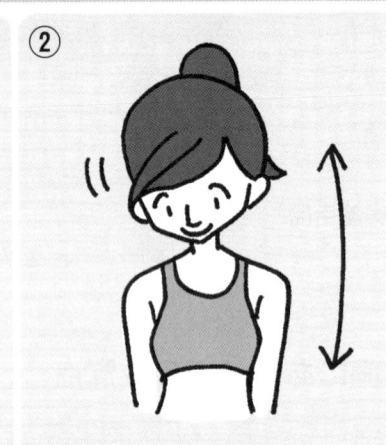

② 次にゆっくりと下を向き、首の後ろから背中への筋を伸ばす。

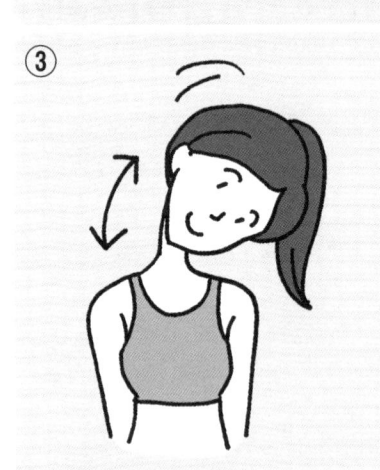

③ さらに、首を左右にゆっくりと倒し、耳から肩までの筋を伸ばす。
*このとき首を倒す反対側の肩が上がらないように注意する。

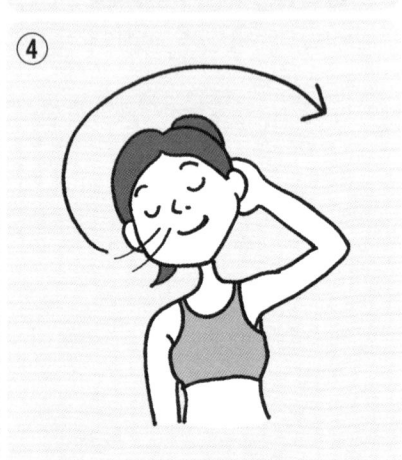

④ あごを大きくゆったりと回す。一呼吸で一回りさせ、逆方向にも回す。
*下や左右に曲げるとき、手を使って頭を抱えるようにして行ってもよい。

肩から腕にかけてのストレッチ

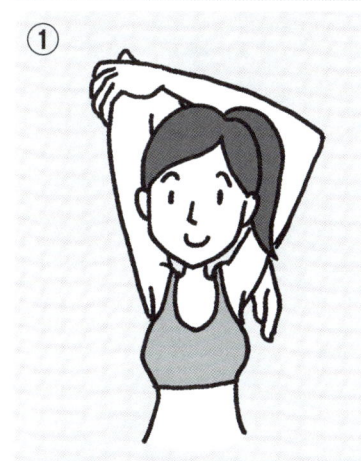

① 両手を頭の後ろに回し、右手のひじを左手でゆっくり引っぱり、腕の筋を伸ばす。次は左ひじを右手で引っぱる。
＊姿勢はまっすぐ、腰がそらないように注意する。

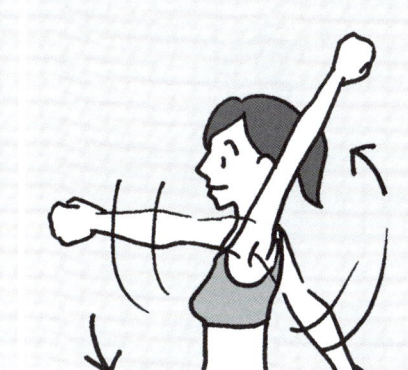

② 腕の力を抜き、肩をゆっくり大きく前回し、後ろ回しする。

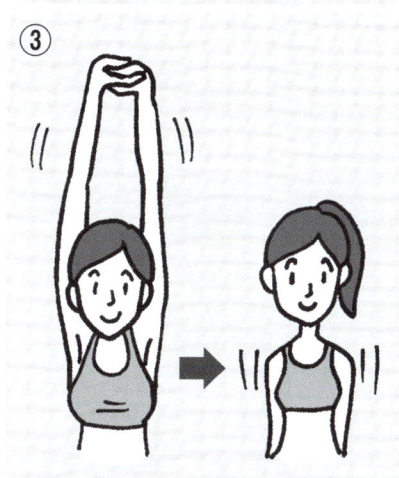

③ 両腕を組んで伸び上がり、伸びきったら力を抜いてダラリと腕をたらす。

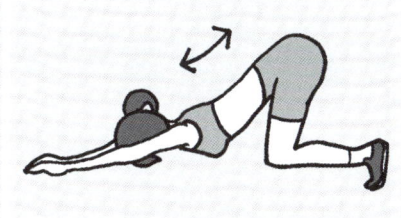

④ 床に四つん這いになり、腰を高くしたまま両手を前に出し、肩を床につける。腕、肩、胸、背中の筋を伸ばす。

体側のストレッチ

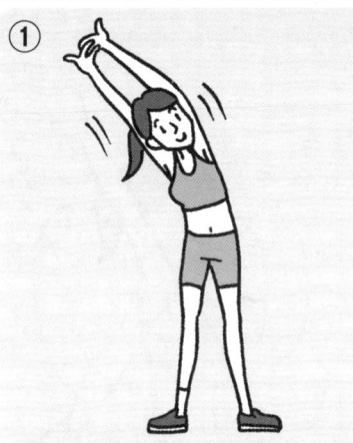

① 両足を肩幅に開き、手を組んで上に伸び上がり、そのまま右に倒れる。このとき重心は左足、腰は左に押し出す感じで、身体の横の筋を伸ばす。逆も同じようにする。

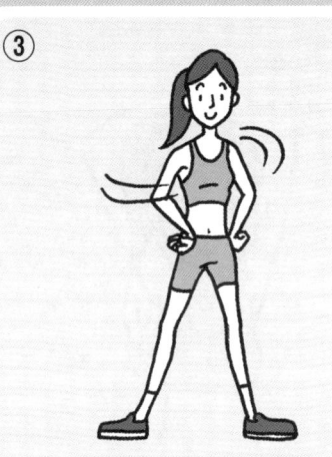

③ 両足を肩幅に開き、腰に手を当てて、上半身を左右にねじり、体の脇を伸ばす。

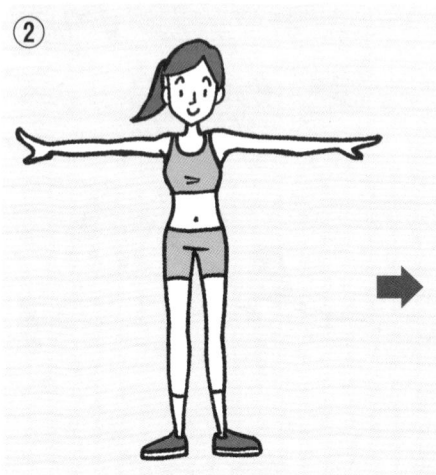

② 少し広めに足を開き、手は真横に広げる。

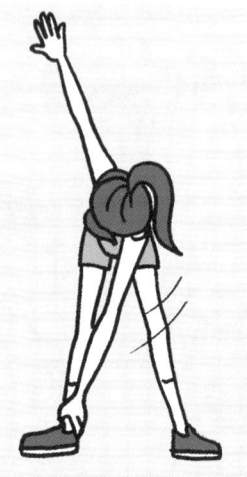

→ そのまま前屈しながら、左手で右足首をつかむようにして、体の脇の筋を伸ばす。右手は真上にあげる。逆も同じようにする。

背中から腰のストレッチ

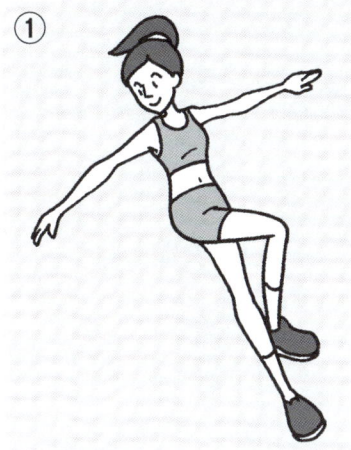

①

仰向けに寝そべり、手は軽く横に広げる。右ひざを立てて左側に倒し、背中から腰の筋を伸ばす。顔は右に向けること。逆も同じようにする。

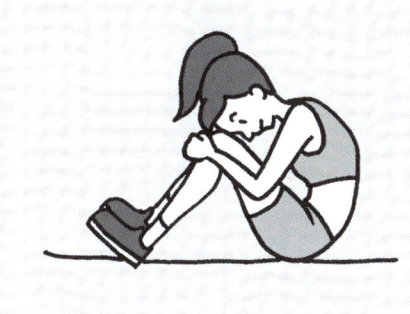

②

ひざを抱えて丸くなり、ひざと額を近づけるようにして、背中の筋を伸ばす。

③

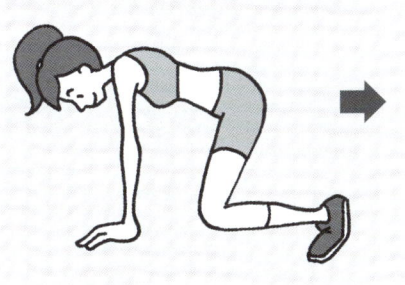

四つん這いになり、頭を中に入れるようにして腰を上に持ち上げ、背中の筋を伸ばす。

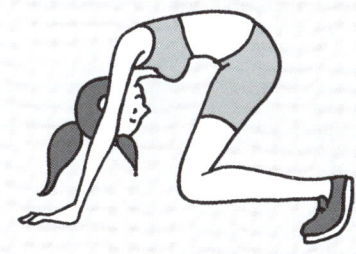

このとき、ひざが浮かないように気を付ける。

脚のストレッチ

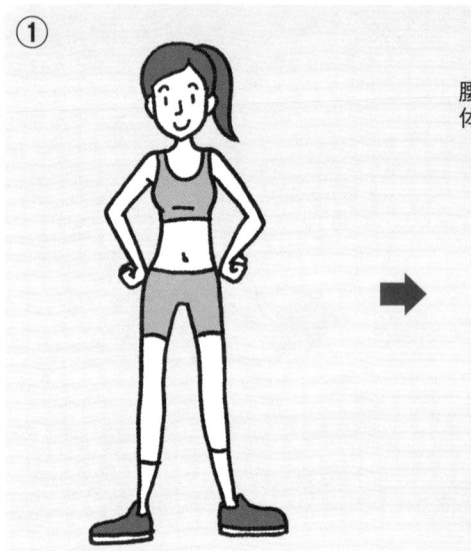

① 腰に手を当ててまっすぐ立ち、上体を傾けながら脚の筋を伸ばす。

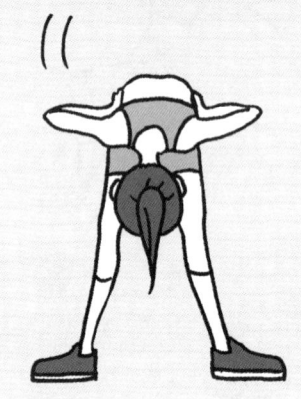

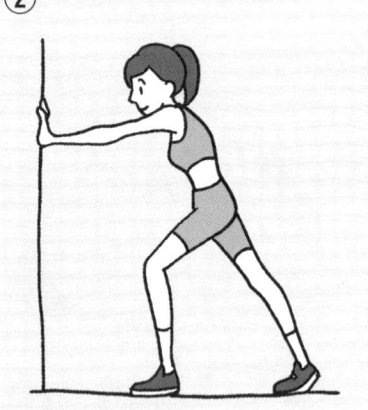

② 壁などに前向きで寄りかかり、ゆっくりアキレス腱を伸ばす。

各部分のストレッチが終わったら、最後に、伸ばした筋肉を軽く叩いてほぐします。無理は絶対に禁物です。

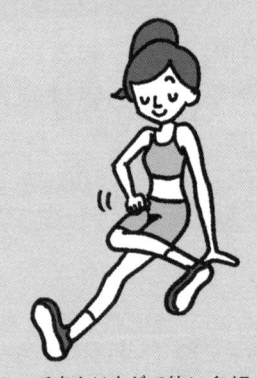

ストレッチをやりすぎて体に負担がかかったのでは意味がありません。少しずつ、気持ち良くなるように行ってください。

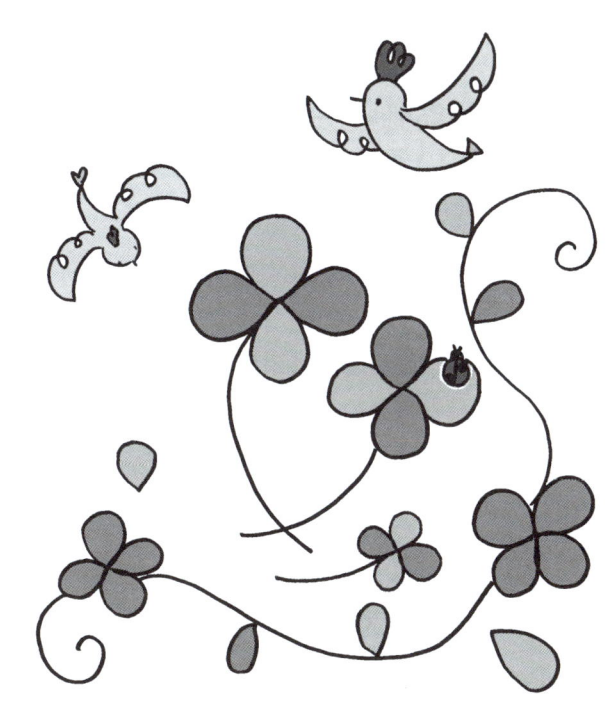

Step2 さまざまなリラクゼーション法
理解度チェック

問題 1 自律訓練法の公式を順番に並べなさい。

① お腹が温かい
② 手足が温かい
③ 手足が重たい
④ 気持ちがとても落ち着いている
⑤ 楽に呼吸できる
⑥ 心臓が静かに規則正しく打っている
⑦ 額が気持ちよく涼しい

[   ] → [   ] → [   ] → [   ] → [   ] → [   ] → [   ]

問題 2 漸進的筋弛緩法の実施に関する次の文章で、間違っているものを1つ選びなさい。

① できるだけリラックスできる場所で行う。
② 簡易版では、30秒程度の筋肉の緊張と、5秒程度のリラックスを繰り返す。
③ 緊張と弛緩は、3回程度繰り返す。
④ 筋肉が震えるほどの力は加えない。
⑤ 緊張を感じている部分だけ行っても効果はある。

問題 3 次の文章で適切なものには○を、間違っているものには×をつけなさい。

① 悪い方にイメージすることで、本当に失敗してしまうことがある。
[   ]

②イメージ・トレーニング法は、集中力を高める効果もある。[　]
③イメージ・トレーニング法は、室内をできるだけ明るくして行う。[　]
④イメージ・トレーニング法では、においや肌触りなどもイメージする。[　]
⑤イメージ・トレーニングは、頭の中でイメージすることが重要なので、写真や映像は用いない。[　]

問題 4　ストレッチ体操に関する次の文章のうち、最も適切なものを1つ選びなさい。

①反動をつけて伸ばす。
②痛くてもある程度は我慢する。
③必ず1人で行う。
④順番や方法など、決まったものがあるわけではない。
⑤やればやるほど効果がある。

Step2 Check Answer

さまざまなリラクゼーション法
理解度チェック 解答と解説

問題1

④→③→②→⑥→⑤→①→⑦

7段階の公式を、心の中でイメージしながら、繰り返し唱えます。

問題2

② 簡易版では、5秒程度の筋肉の緊張と、30秒程度のリラックスを繰り返します。

問題3

① ○ イメージは、良くも悪くも、私たちの心身に影響します。
② ○ ストレス解消、人間関係改善などの方法としても有効です。
③ × 室内は少し暗くして行います。
④ ○ イメージして、身体で感じます。
⑤ × 具体的なイメージがうまくできない場合など、写真や映像で補います。

問題4

① × 反動はつけないで、ゆるやかに伸ばします。反動をつけると、かえって筋肉を痛めることがあります。
② × 「痛いけど我慢」は禁物です。「気持ちいい」でやめます。
③ × 2人1組で行うストレッチは、コミュニケーション効果も期待できます。
④ ○ 時間やスペース、自分のコンディションに応じて実施します。
⑤ × やりすぎは身体に負担がかかり、逆効果となることがあります。

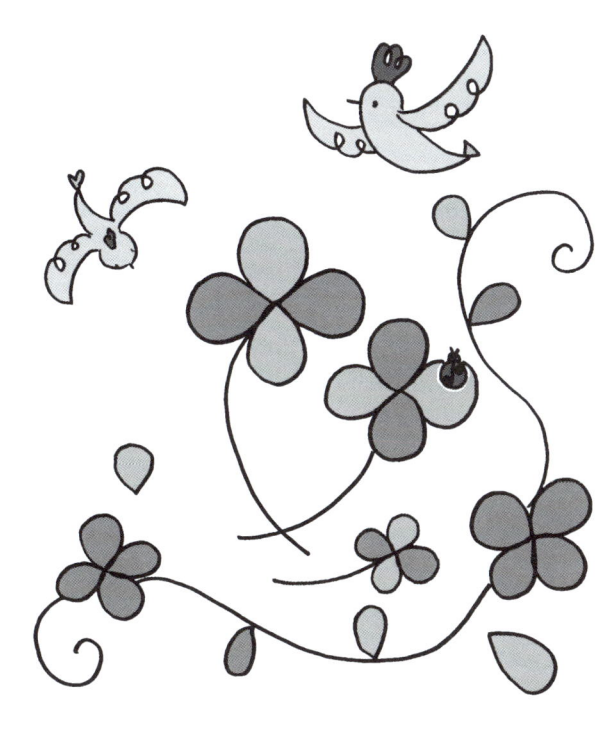

Part 5

職場におけるメンタルヘルス対策

Step 1

職場におけるメンタルヘルスにかかわる制度

　労働安全衛生法で、職場における労働者の安全と健康を確保することとされており、メンタルヘルス対策を講じることが規定されています。

メンタルヘルス対策に関連する法令

- 労働安全衛生法
- 労働安全衛生規則
- 労働者災害補償保険法
- 労働基準法
- 労働契約法

職場におけるメンタルヘルス対策

関連指針
- 労働者の心の健康の保持増進のための指針（平成18年3月31日付け健康保持増進のための指針公示第3号）

関連通達
- 労働者の心の健康の保持増進のための指針について（平成18年3月31日付け基発第0331001号）
- 当面のメンタルヘルス対策の具体的推進について（平成21年3月26日付け基発第0326002号）
- 改訂版「心の健康問題により休業した労働者の職場復帰支援の手引き」の送付について（平成21年3月23日付け基安労発第0323001号）

- 「心の健康問題により休業した労働者の職場復帰支援の手引き」の周知における留意事項について（平成24年7月6日付け基安労発第0706第1号）

ストレスチェック制度

関連通達

- 心理的な負担の程度を把握するための検査及び面接指導の実施並びに面接指導結果に基づき事業者が講ずべき措置に関する指針（平成27年4月15日心理的な負担の程度を把握するための検査等指針公示第1号）
- 労働安全衛生法の一部を改正する法律の施行に伴う厚生労働省関係省令の整備に関する省令等の施行について（心理的な負担の程度を把握するための検査等関係）（平成27年5月1日付け基発0501第3号）
- 労働安全衛生規則第52条の10第1項第3号の規定に基づき厚生労働大臣が定める研修に係る具体的事項について（平成27年5月1日付け基発0501第4号）
- 「心理的な負担の程度を把握するための検査及び面接指導の実施並びに面接指導結果に基づき事業者が講ずべき措置に関する指針」について（平成27年5月1日付け基発0501第7号）

報告書等

- 労働安全衛生法に基づくストレスチェック制度に関する検討会報告書（平成26年12月）

Step 1-1

労働安全衛生法

労働安全衛生法とは

　労働災害の防止のための危害防止基準の確立、責任体制の明確化及び自主的活動の促進の措置を講ずる等、総合的計画的な対策を推進することにより職場における労働者の安全と健康を確保し、**快適な職場環境の形成**を促進することを目的としています。

事業主の責務

　労働安全衛生法で定める労働災害防止のための措置を徹底するとともに、快適な職場環境の実現と労働条件の改善を通じて、職場における労働者の安全と健康を確保しなければなりません。

事業主が講じる措置

(1)安全衛生管理体制を確立するため、事業場の規模等に応じ、安全管理者、衛生管理者及び産業医等の選任や安全衛生委員会等の設置が必要です。
(2)事業主や発注者等は、労働者の危険または健康障害を防止するための措置を講じる必要があります。
(3)機械、危険物や有害物等の製造や取扱いに当たっては、危険防止のための基準を守る必要があります。
(4)労働者の就業に当たっては、安全衛生教育の実施や必要な資格の取得が必要です。

⑸事業主は、作業環境測定、健康診断等を行い、労働者の健康の保持増進を行う必要があります。
⑹事業主は、快適な職場環境の形成に努めなければなりません。

第12次労働災害防止計画

　国、事業者、労働者をはじめとする関係者が一体となって総合的かつ計画的に労働者の安全と健康を守り、労働災害防止対策に取り組むことができるよう、労働安全衛生法の規定に基づいて「**労働災害防止計画**」が策定されています。

　平成25年4月～平成30年3月までの5年間を計画期間とする「第12次労働災害防止計画」が、厚生労働省により平成25年2月25日に策定され、3月8日に公示されています。

　「働くことで生命が脅かされたり、健康が損なわれるようなことは、本来あってはならない」とし、安全や健康のためのコストは必要不可欠であることを正しく理解し、それぞれが責任ある行動を取ることにより、「誰もが安心して健康に働くことができる社会」を目指しています。

　安全衛生対策として、メンタルヘルス不調、過重労働、腰痛等への対応が重要性を増しているとしています。

労働災害防止計画におけるメンタルヘルス対策

　メンタルヘルス対策については、メンタルヘルス対策に取り組んでいる事業場の割合を**80％以上**とすることを目標としています。

　メンタルヘルス不調者を増やさないためには、不調者の早期発見・早期治療に加え、メンタルヘルス不調になりにくい職場環境への改善が必要であるとしています。

メンタルヘルス不調予防のための職場改善の取組	・管理監督者と労働者への教育研修・情報提供の推進 ・パワーハラスメント対策の推進 ・ストレスのリスクを特定、評価するリスクアセスメントのような新たな手法の検討
ストレスへの気づきと対応の促進	・ストレスチェック等の取組の推進 ・事業場内での相談体制の整備
取組方策のわからない事業場への支援	・特に取組が進んでいない小規模事業場に対する支援の強化
職場復帰対策の促進	・事業場規模に応じた職場復帰支援モデルプログラムの策定・提供 ・メンタルヘルス不調者の職場復帰支援への支援措置の検討・充実

労働安全衛生法に基づくメンタルヘルス対策

第69条	健康教育等	労働者に対する健康教育及び健康相談その他労働者の健康の保持増進を図るため必要な措置を継続的かつ計画的に講ずるように努めなければならない
第70条	体育活動等についての便宜供与等	労働者の健康の保持増進を図るため、体育活動、レクリエーションその他の活動についての便宜を供与する等必要な措置を講ずるように努めなければならない
第70条の2	健康の保持増進のための指針の公表等	厚生労働大臣は、事業者が講ずべき健康の保持増進のための措置に関して、その適切かつ有効な実施を図るため必要な指針を公表するものとする

衛生委員会

　常時働く労働者数が50人以上の事業場では、業種を問わず、衛生委員会を設置して毎月委員会を開催することとされています。

調査審議事項に、**メンタルヘルス（心の健康）の保持増進を図るための対策**の樹立に関することが含まれています。

医師による面接指導等

事業者は、休憩時間を除き1週間当たり**40時間**を超えて労働させた場合における、その超えた時間が1月当たり**100時間**を超え、かつ、**疲労の蓄積が認められる労働者**に対して、医師による面接指導を行わなければならないとしています。

面接指導とは、問診その他の方法により心身の状況を把握し、これに応じて面接により必要な指導を行うこととしています。

面接指導を行うにあたっては、勤務の状況、労働の蓄積の状況、心身の状況について確認を行うこととしています。

面接指導は、うつ病などの心の病気と、脳血管疾患や虚血性心疾患等の過労死等を予防することを目的としています。

健康診断

事業者は、雇い入れ時と、1年に**1回の定期**に労働者に対し、医師による健康診断を行わなければならないとしています。

心の健康についての診断項目は特に規定されていませんが、問診などでメンタルヘルス不調がわかったときは、医師の意見を聴いて、勤務を軽減したり、勤務を休むことになります。

Step 1-2

労働者災害補償保険法

労働者災害補償保険法とは

　労働者災害補償保険は、**業務上の事由又は通勤**による労働者の負傷、疾病、障害、死亡等に対して迅速かつ公正な保護をするため、必要な保険給付を行い、あわせて、業務上の事由又は通勤により負傷し、又は疾病にかかった労働者の社会復帰の促進、当該労働者及びその遺族の援護、労働者の安全及び衛生の確保等を図り、もって労働者の福祉の増進に寄与することを目的としています。

労災保険制度

　労災保険は、政府が管掌（かんしょう）しています。
　労働者を使用する事業が適用事業です。原則として**1人でも**労働者を使用する事業は、業種の規模の如何を問わず、すべてに適用されます。なお、労災保険における労働者とは、「職業の種類を問わず、事業に使用される者で、賃金を支払われる者」をいい、労働者であればアルバイトやパートタイマー等の雇用形態は関係ありません。
　費用は、原則として**事業主**の負担する保険料によってまかなわれています。

労災補償の対象となる疾病

　補償の対象となる疾病は「**職業病リスト**」で定められています。「職業病リスト」は「労働基準法施行規則別表第1の2」と、これに

基づく厚生労働大臣告示で構成されています。心の病気にかかわる疾病は、次のように規定されています。

> 9　人の生命にかかわる事故への遭遇その他心理的に過度の負担を与える事象を伴う業務による精神及び行動の障害又はこれに付随する疾病

労災認定

それぞれの疾患に労災認定基準等が定められており、"**業務上**"と認められれば、労災保険が適用されます。"業務外"であれば、健康保険の適用となります。

心の病気に関しては、「**心理的負荷による精神障害の認定基準**」が定められ、これに基づいて労災認定が行われています。

精神障害の労災認定

精神障害が労災認定されるのは、発病が仕事による強いストレスによるものと判断できる場合に限られます。仕事によるストレスが強かった場合でも、同時に私生活でのストレスが強かったり、既往症やアルコール依存などの要因が関係している場合には、どれが発病の原因か、医学的に慎重に判断する必要があります。

心理的負荷の評価

「業務による心理的負荷評価表」で評価します。
「特別な出来事」に該当する出来事がない場合、具体的出来事の心理的負荷の強度を「強（III）」「中（II）」「弱（I）」で評価したものをあ

精神障害の労災認定フローチャート

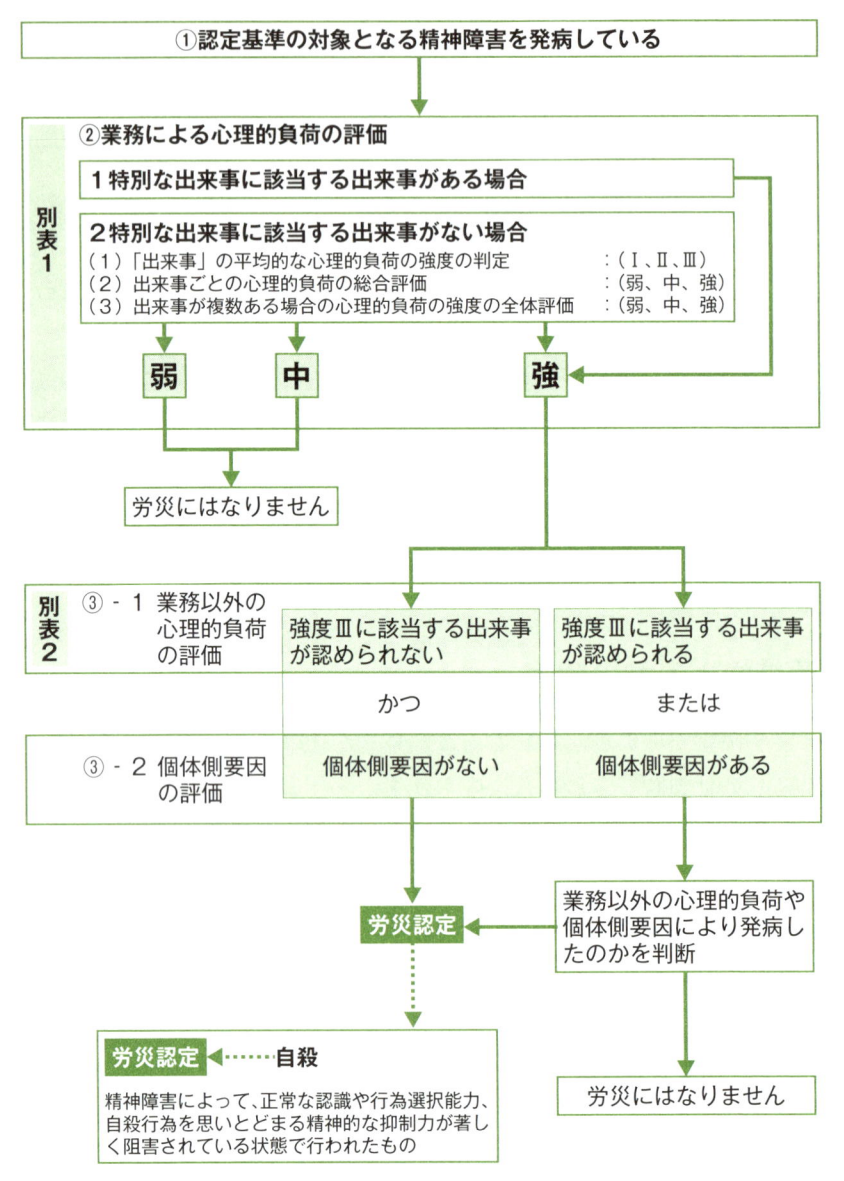

①認定基準の対象となる精神障害を発病している

別表1

②業務による心理的負荷の評価

1 特別な出来事に該当する出来事がある場合

2 特別な出来事に該当する出来事がない場合
(1)「出来事」の平均的な心理的負荷の強度の判定　　：（Ⅰ、Ⅱ、Ⅲ）
(2) 出来事ごとの心理的負荷の総合評価　　　　　　　：（弱、中、強）
(3) 出来事が複数ある場合の心理的負荷の強度の全体評価：（弱、中、強）

弱　中　強

弱・中 → 労災にはなりません

別表2

③-1 業務以外の心理的負荷の評価

強度Ⅲに該当する出来事が認められない	強度Ⅲに該当する出来事が認められる
かつ	または

③-2 個体側要因の評価

個体側要因がない	個体側要因がある

個体側要因がない → **労災認定**

個体側要因がある → 業務以外の心理的負荷や個体側要因により発病したのかを判断 → 労災にはなりません

労災認定 ←---- **自殺**
精神障害によって、正常な認識や行為選択能力、自殺行為を思いとどまる精神的な抑制力が著しく阻害されている状態で行われたもの

リーフレット「精神障害の労災認定」（厚生労働省・都道府県労働局・労働基準監督署）より

てはめ、出来事と出来事後を一連のものとして、総合評価します。
「強」と評価される場合、認定要件を満たします。

次に、「業務以外の心理的負荷評価表」で評価します。「Ⅲ（強）」に該当する出来事が複数ある場合などは、発病の原因であるといえるか、慎重に判断します。

精神障害の既往症やアルコール依存状況などの個体側要因は、その有無と内容を確認し、発病の原因であるといえるか、慎重に判断します。

「自殺」の取り扱い

業務による心理的負荷によって精神障害を発病した人が自殺を図った場合、精神障害によって、正常な認識や行為選択能力、自殺行為を思いとどまる精神的な抑制力が著しく阻害されている状態に陥ったもの（故意の欠如）と推定され、**原則として労災認定**されます。

「発病後の悪化」の取り扱い

業務以外の心理的負荷により発病して治療が必要な状態にある精神障害が悪化した場合、悪化する前に業務による心理的負荷があっても、直ちにそれが悪化の原因であるとは判断できません。

ただし、「特別な出来事」に該当する出来事があり、その後、おおむね6ヶ月以内に精神障害が自然経過を超えて著しく悪化したと医学的に認められる場合に限り、その「特別な出来事」による心理的負荷が悪化の原因と推認し、原則として、**悪化した部分**について、労災の対象となります。

「セクハラ」が原因で精神障害を発病した場合

　セクシュアルハラスメントのように、出来事が繰り返されるものについては、発病の6ヶ月よりも前にそれが始まり、発病まで継続していたときは、始まった時点からの心理的負荷を評価します。
　「強姦や、本人の意思を抑圧して行われたわいせつ行為などのセクシュアルハラスメントを受けた」場合は、「特別な出来事」として、**「強」**と評価されます。
　「胸や腰などへの身体的接触を含むセクシュアルハラスメント」で、「継続して行われた場合」「行為は継続していないが、会社に相談しても適切な対応がなく、改善されなかった。または会社へ相談などをした後に職場の人間関係が悪化した場合」や、「身体接触のない性的な発言のみのセクシュアルハラスメント」で、「発言の中に人格を否定するようなものを含み、かつ継続してなされた場合」「性的な発言が継続してなされ、かつ会社がセクシュアルハラスメントがあると把握していても適切な対応がなく、改善がなされなかった場合」は**「強」**と評価されます。

Step 1-3

労働者の心の健康の保持増進のための指針

労働者の心の健康の保持増進のための指針

　労働安全衛生法第70条の2第1項の規定に基づき、同法第69条第1項の措置の適切かつ有効な実施を図るための指針として、事業場において事業者が講ずるように努めるべき労働者の心の健康の保持増進のための措置が適切かつ有効に実施されるよう、**メンタルヘルスケアの原則的な実施方法**について「労働者の心の健康の保持増進のための指針」が定められています。

メンタルヘルスケアの基本的考え方

> ストレスの原因となる要因（以下「ストレス要因」という）は、仕事、職業生活、家庭、地域等に存在している。心の健康づくりは、労働者自身が、ストレスに気づき、これに対処すること（セルフケア）の必要性を認識することが重要である。
> しかし、職場に存在するストレス要因は、労働者自身の力だけでは取り除くことができないものもあることから、労働者の心の健康づくりを推進していくためには、事業者によるメンタルヘルスケアの積極的推進が重要であり、労働の場における組織的かつ計画的な対策の実施は、大きな役割を果たすものである。

　そして、「**セルフケア**」「**ラインによるケア**」「**事業場内産業保健スタッフ等によるケア**」「**事業場外資源によるケア**」の4つのメンタルヘルスケアが計画的、継続的に実施される必要があるとしています。

セルフケア

　ストレス対策の基本は、**本人自身がストレスに気づき**、ストレスに対処するための知識や方法を身につけ、実施することです。セルフケアは、メンタルヘルス対策の基本となります。セルフケアのためには、ストレッサーに対するストレス反応や心の健康について理解するとともに、自らのストレスや心の健康状態について正しく認識できるようにする必要があります。

ラインによるケア

　日常的に接する上司など、職場の管理監督者によるケアをいいます。上司は部下の状況を日常的に把握しており、また、個々の職場における具体的なストレス要因を把握し、その改善を図ることができる立場にあることから、職場環境等の把握と改善、部下からの相談対応を行うことが必要とされています。

事業場内産業保健スタッフ等によるケア

　産業医や衛生管理者、保健師等の職場内の産業保健スタッフ、精神科・心療内科等の医師、心理職等による職場内の心の健康づくり専門スタッフ、人事労務管理スタッフ等によるケアをいいます。セルフケアおよびラインによるケアが効果的に実施されるよう、労働者本人や管理監督者に対する支援を行うとともに、具体的なメンタルヘルスケアの実施に関する企画立案、メンタルヘルスに関する個人の健康情報の取り扱い、職場外資源とのネットワークの形成やその窓口となることなど、メンタルヘルス対策の実施にあたり、**中心的な役割**を果たします。

事業場外資源によるケア

　これは外部のメンタルヘルスケアへの**支援を行う機関**および**専門家**によるケアをいいます。メンタルヘルスケアを行う上では、個々の職場が抱える問題や求めるサービスに応じて、メンタルヘルスケアに関し専門的な知識を有する各種の外部資源による支援を活用することが有効です。また、本人が相談内容等を職場に知られることを望まないような場合にも、外部の専門機関等を活用することが効果的です。

メンタルヘルスケア推進にあたっての留意事項

　また、メンタルヘルスケアを推進するにあたっては、次の事項に留意することが重要であるとしています。

①心の健康問題の特性

　心の健康については、その評価は容易ではなく、さらに、心の健康問題の発生過程には個人差が大きいため、そのプロセスの把握が困難です。また、すべての労働者が心の問題を抱える可能性があるにもかかわらず、心の健康問題を抱える労働者に対して、健康問題以外の観点から評価が行われる傾向が強いという問題があります。

②労働者の個人情報の保護への配慮

　メンタルヘルスケアを進めるに当たっては、健康情報を含む労働者の個人情報の保護及び労働者の意思の尊重に留意することが重要です。心の健康に関する情報の収集及び利用に当たっての、労働者の個人情報の保護への配慮は、労働者が安心してメンタルヘルスケアに参加できること、ひいてはメンタルヘルスケアがより効果的に推進されるための条件です。

③人事労務管理との関係

　労働者の心の健康は、体の健康に比較し、職場配置、人事異動、職場の組織等の人事労務管理と密接に関係する要因によって、より大きな影響を受けます。メンタルヘルスケアは、人事労務管理と連携しなければ、適切に進まない場合が多くあります。

④家庭・個人生活等の職場以外の問題

　心の健康問題は、職場のストレス要因のみならず家庭・個人生活等の職場外のストレス要因の影響を受けている場合も多くあります。また、個人の要因等も心の健康問題に影響を与え、これらは複雑に関係し、相互に影響し合う場合が多くあります。

メンタルヘルスケアの具体的進め方

　事業者は、①心の健康計画の策定、②関係者への事業場の方針の明示、③労働者の相談に応ずる体制の整備、④関係者に対する教育研修の機会の提供等、⑤事業場外資源とのネットワーク形成などを行います。

メンタルヘルスケアの進め方

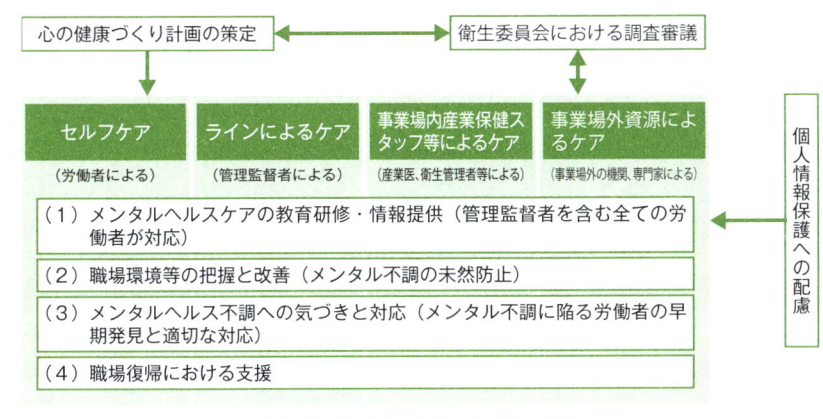

```
心の健康づくり計画の策定 ⇔ 衛生委員会における調査審議
```

セルフケア	ラインによるケア	事業場内産業保健スタッフ等によるケア	事業場外資源によるケア
(労働者による)	(管理監督者による)	(産業医、衛生管理者等による)	(事業場外の機関、専門家による)

個人情報保護への配慮

(1) メンタルヘルスケアの教育研修・情報提供(管理監督者を含む全ての労働者が対応)
(2) 職場環境等の把握と改善(メンタル不調の未然防止)
(3) メンタルヘルス不調への気づきと対応(メンタル不調に陥る労働者の早期発見と適切な対応)
(4) 職場復帰における支援

事業場におけるメンタルヘルス体制例

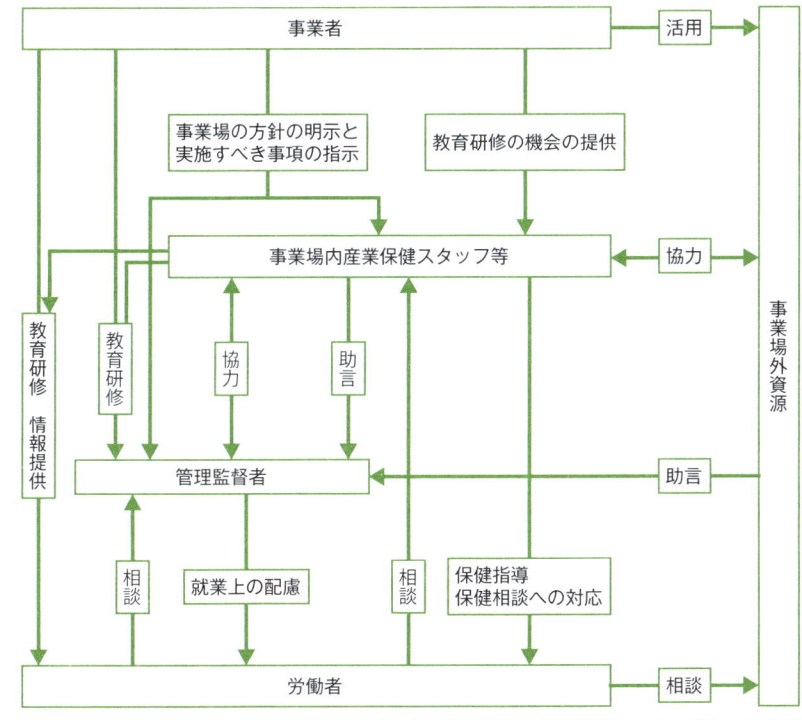

事業者 → 活用 → 事業場外資源

- 事業場の方針の明示と実施すべき事項の指示
- 教育研修の機会の提供

事業場内産業保健スタッフ等 ← 協力 → 事業場外資源

教育研修・情報提供／教育研修／協力／助言

管理監督者 ← 助言 ← 事業場外資源

相談／就業上の配慮／相談／保健指導 保健相談への対応

労働者 → 相談 → 事業場外資源

パンフレット「職場における心の健康づくり〜労働者の健康の保持増進のための指針〜」(厚生労働省・独立行政法人労働者健康福祉機構)より

ストレスチェック制度

ストレスチェック制度とは

　労働安全衛生法に基づく制度で、定期的に労働者のストレスの状況について検査を行い、本人にその結果を通知して自らのストレスの状況について気づきを促し、個人のメンタルヘルス不調のリスクを低減させるとともに、検査結果を集団的に分析し、職場環境の改善につなげる取り組みで、2015（平成27）年12月から導入されました。

ストレスチェック制度の目的

- **一次予防**を主な目的とする（労働者のメンタルヘルス不調の未然防止）
- 労働者自身のストレスへの気づきを促す
- ストレスの原因となる職場環境の改善につなげる

ストレスチェック制度の概要

- 常時使用する労働者に対して、医師、保健師等による心理的な負担の程度を把握するための検査（ストレスチェック）を実施することが**事業者の義務**となります。
- 検査結果は、検査を実施した医師、保健師等から直接本人に通知され、本人の同意なく事業者に提供することは禁止されます。
- 検査の結果、一定の要件に該当する労働者から申出があった場合、医師による面接指導を実施することが事業者の義務となります。また、

申出を理由とする不利益な取り扱いは禁止されます。
- 面接指導の結果に基づき、医師の意見を聴き、必要に応じ就業上の措置を講じることが事業者の義務となります。

実施にあたっての留意点

指針では、事業者、労働者、産業保健スタッフ等の関係者が、次に掲げる事項を含め、制度の趣旨を正しく理解した上で、互いに協力・連携しつつ、ストレスチェック制度をより効果的なものにするよう努力していくことが重要であるとしています。

①**全ての労働者がストレスチェックを受検することが望ましい。**
②**面接指導を受ける必要があると認められた労働者は、できるだけ申出を行い、医師による面接指導を受けることが望ましい。**
③**ストレスチェック結果の集団ごとの集計・分析及びその結果を踏まえた必要な措置は努力義務であるが、事業者は、できるだけ実施することが望ましい。**

衛生委員会等における調査審議

ストレスチェック制度導入にあたっては、事業者は、ストレスチェック制度に関する基本方針を表明した上で、衛生委員会等において、ストレスチェック制度の実施方法や実施状況及びそれを踏まえた実施方法の改善等について調査審議を行わせることが必要です。

調査審議の結果を踏まえ、ストレスチェック制度の実施に関する規程を定め、**あらかじめ労働者に対して周知する**ものとしています。

ストレスチェックの検査項目

1年に1回、定期に、次の3領域について検査を行わなければなりません。
①職場における当該労働者の心理的な負担の原因に関する項目
②当該労働者の心理的な負担による心身の自覚症状に関する項目
③職場における他の労働者による当該労働者への支援に関する項目

労働者のストレスの程度を点数化して評価するとともに、その評価結果を踏まえて高ストレス者を選定し、医師による面接指導の要否を確認します。

高ストレス者の選定

次の①又は②のいずれかの要件を満たす者を**高ストレス者**として選定します。
①「心理的な負担による心身の自覚症状に関する項目」の評価点数の合計が高い者
②「心理的な負担による心身の自覚症状に関する項目」の評価点数の合計が一定以上の者であって、かつ、「職場における当該労働者の心理的な負担の原因に関する項目」及び「職場における他の労働者による当該労働者への支援に関する項目」の評価点数の合計が著しく高い者

選定基準に加えて補足的に実施者又は実施者の指名・指示のもとにその他の医師、保健師、看護師、精神保健福祉士、産業カウンセラー、臨床心理士等の心理職が労働者に面談を行いその結果を参考として選定する方法も考えられるとしています。

ストレスチェック結果の通知

結果は、検査を行った医師等から**労働者本人**に通知されます。

通知すべきストレスチェック結果は次の①から③までを含むものでなければならないとしています。

①**個人ごとのストレスの特徴や傾向を数値、図表等で示したもの**
②**個人ごとのストレスの程度を示したものであって、高ストレスに該当するかどうかを示した結果**
③**面接指導の要否**

封書又は電子メール等で当該労働者に直接通知させる等、結果を当該労働者以外が把握できない方法で通知させなければならないとしています。

面接指導の実施

労働者の申出により、医師による面接指導が実施されます。結果通知から概ね1ヶ月以内に申し出、申し出後、概ね1ヶ月以内に実施することとされています。

面接指導では、医師は、労働者に対して、ストレスチェックを行った3項目の他、勤務の状況、心理的な負担の状況、心身の状況を確認することとしています。

事業者は、あらかじめ、当該労働者に関する労働時間、労働密度、深夜業の回数及び時間数、作業態様、作業負荷の状況等の勤務の状況、職場環境等に関する情報を提供しておきます。

医師の意見聴取と就業上の措置

面接指導実施後、事業者は、医師から、就業上の措置の必要性の有

あなたのストレスプロフィール

ストレスの原因と考えられる因子

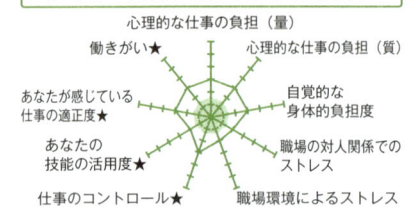

- 心理的な仕事の負担（量）
- 心理的な仕事の負担（質）
- 働きがい★
- 自覚的な身体的負担度
- あなたが感じている仕事の適正度★
- 職場の対人関係でのストレス
- あなたの技能の活用度★
- 職場環境によるストレス
- 仕事のコントロール★

ストレスによって起こる心身の反応

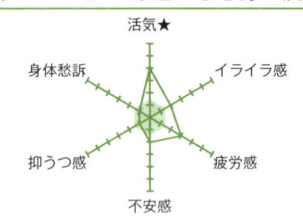

- 活気★
- 身体愁訴
- イライラ感
- 抑うつ感
- 疲労感
- 不安感

ストレス反応が影響を与える他の因子

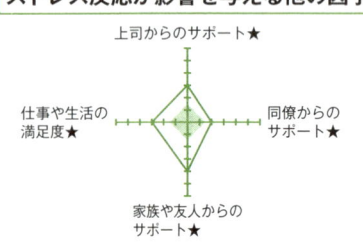

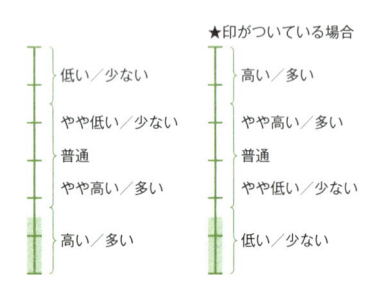

- 上司からのサポート★
- 仕事や生活の満足度★
- 同僚からのサポート★
- 家族や友人からのサポート★

★印がついている場合

低い／少ない	高い／多い
やや低い／少ない	やや高い／多い
普通	普通
やや高い／多い	やや低い／少ない
高い／多い	低い／少ない

〈評価結果（点数）について〉

項目	評価点（合計）
ストレスの要因に関する項目	○○点
心身のストレス反応に関する項目	○○点
周囲のサポートに関する項目	○○点
合計	○○点

〈あなたのストレスの程度について〉

あなたはストレスが高い状態です（高ストレス者に該当します）。

セルフケアのためのアドバイス

〈面接指導の要否について〉

医師の面接指導を受けていただくことをおすすめします。
以下の申出窓口にご連絡ください。
　○○○○（メール：…＠…　電話：…-…）
※面接指導を申出した場合は、ストレスチェック結果は会社側に提供されます。また、面接指導の結果、必要に応じて就業上の措置が講じられることになります。
※医師の面接指導ではなく、相談をご希望の方は、下記までご連絡ください。
　○○○○（メール：…＠…　電話：…-…）

無及び講ずべき措置の内容、その他の必要な措置に関する意見を聴取します。

医師の意見を勘案し、**当該労働者の意見を聞いて**、就業上の措置が決定されます。

就業区分		就業上の措置の内容
区分	内容	
通常勤務	通常の勤務でよいもの	―
就業制限	勤務に制限を加える必要のあるもの	労働時間の短縮、出張の制限、時間外労働の制限、労働負荷の制限、作業の転換、就業場所の変更、深夜業の回数の減少又は昼間勤務への転換等の措置
要休業	勤務を休む必要のあるもの	療養等のため、休暇又は休職等により一定期間勤務させない措置

ストレスチェックと面接指導の実施に係る流れ

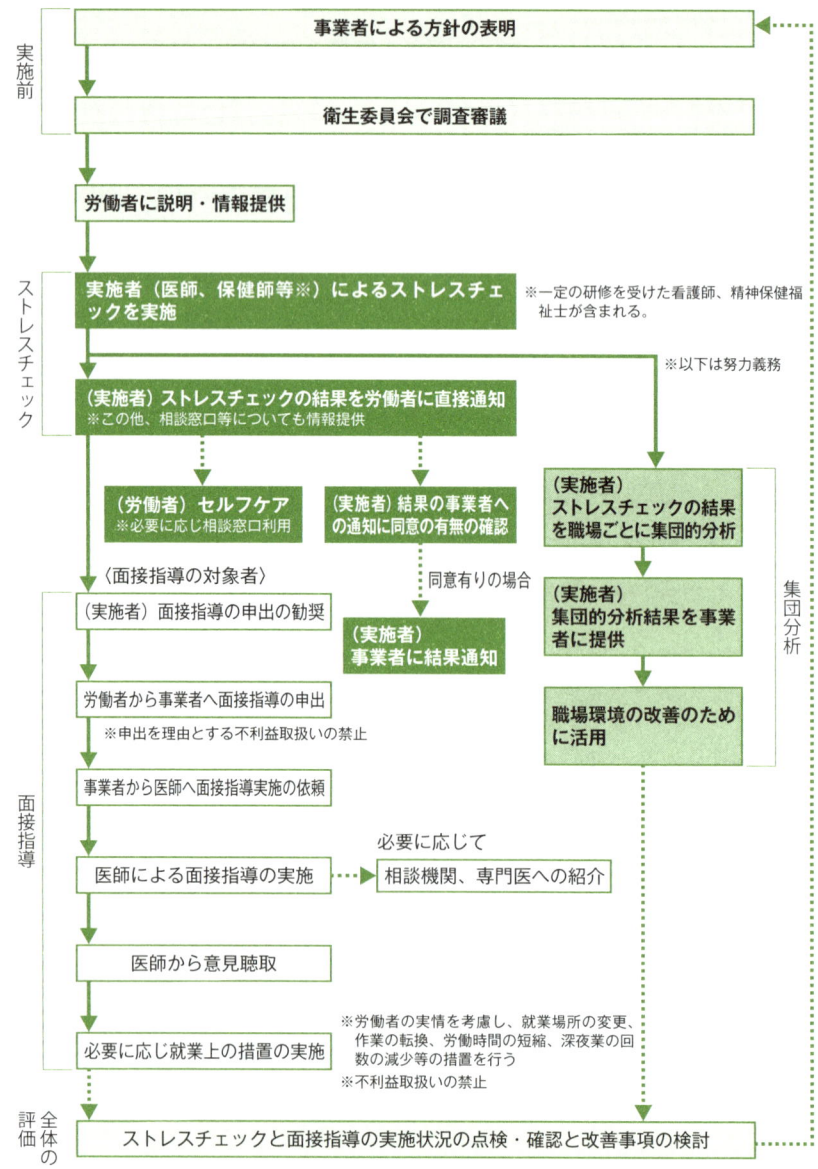

【実施前】

- 事業者による方針の表明
- 衛生委員会で調査審議
- 労働者に説明・情報提供

【ストレスチェック】

- 実施者(医師、保健師等※)によるストレスチェックを実施
  ※一定の研修を受けた看護師、精神保健福祉士が含まれる。
- (実施者)ストレスチェックの結果を労働者に直接通知
  ※この他、相談窓口等についても情報提供

※以下は努力義務

- (労働者)セルフケア
  ※必要に応じ相談窓口利用
- (実施者)結果の事業者への通知に同意の有無の確認
  - 同意有りの場合
  - (実施者)事業者に結果通知

【集団分析】
- (実施者)ストレスチェックの結果を職場ごとに集団的分析
- (実施者)集団的分析結果を事業者に提供
- 職場環境の改善のために活用

【面接指導】

〈面接指導の対象者〉
- (実施者)面接指導の申出の勧奨
- 労働者から事業者へ面接指導の申出
  ※申出を理由とする不利益取扱いの禁止
- 事業者から医師へ面接指導実施の依頼
- 医師による面接指導の実施 ……必要に応じて→ 相談機関、専門医への紹介
- 医師から意見聴取
- 必要に応じ就業上の措置の実施
  ※労働者の実情を考慮し、就業場所の変更、作業の転換、労働時間の短縮、深夜業の回数の減少等の措置を行う
  ※不利益取扱いの禁止

【全体の評価】
- ストレスチェックと面接指導の実施状況の点検・確認と改善事項の検討

以上、厚生労働省「ストレスチェック制度説明資料」より

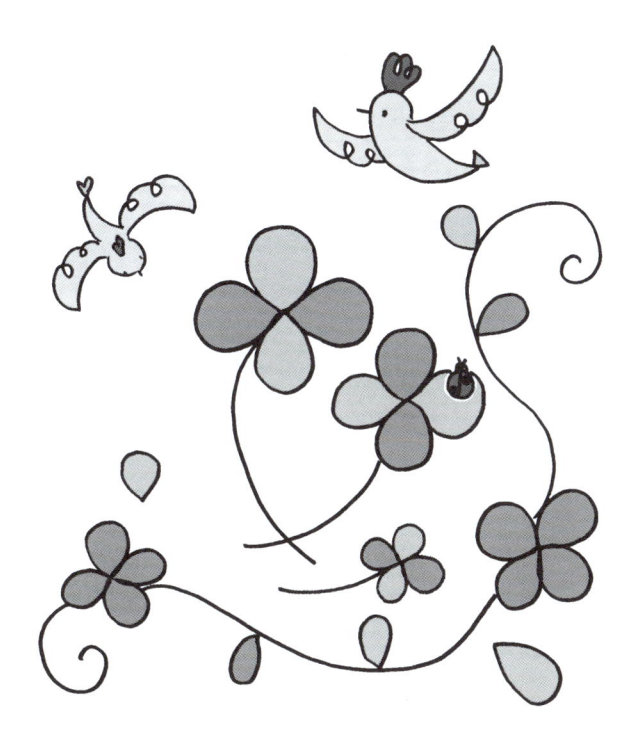

Step1 職場におけるメンタルヘルスにかかわる制度
理解度チェック

問題 1 次の文章のうち、正しいものを1つ選びなさい。

①労働者災害補償保険法に基づいて、労働災害防止計画が策定されている。
②労働安全衛生法の目的に、快適な職場環境は含まれていない。
③労働安全衛生法に基づいて、都道府県知事は、健康の保持増進のための指針を公表する。
④すべての事業主は、衛生委員会を設置しなければならない。
⑤事業者は、1年に1回定期に、労働者に対し、医師による健康診断を行わなければならない。

問題 2 次の文章のうち適切なものには○を、間違っているものには×をつけなさい。

①1人でも労働者を使用する事業は、労災保険の適用事業となる。[　]
②労災保険の保険料には、労働者の負担分がある。[　]
③業務上と認められなければ、労災認定されない。[　]
④業務による心理的負荷によって精神障害を発病した人が自殺を図った場合、労災認定される。[　]
⑤セクシャルハラスメントを原因とする場合、労災認定されない。[　]

問題 3 労働者の心の健康の保持増進のための指針に関する次の文章のうち、最も適切なものを1つ選びなさい。

①ストレス対策の基本は、セルフケアであり、職場でも労働者自身の力だけでストレス要因を取り除くことができるように方法を身につ

ける。
②ラインによるケアとは、日常的に接する上司によるケアをいう。
③産業医は、事業場外資源に含まれる。
④労働者の個人情報より、メンタルヘルスケアが優先される。
⑤職場のメンタルヘルスケアでは、家庭や個人生活のストレス要因は考慮しない。

問題 4　ストレスチェック制度に関する次の文章のうち、最も適切なものを1つ選びなさい。

①すべての労働者が受検することが望ましい。
②二次予防を主な目的としている。
③検査結果は、事業者に通知される。
④医師による面接指導を受けなければならない。
⑤面接指導後、医師が就業上の措置を決定する。

Step1 Check Answer 職場におけるメンタルヘルスにかかわる制度 理解度チェック 解答と解説

問題1

① × 労働災害防止計画は、労働安全衛生法に基づいて策定されています。
② × 職場における労働者の安全と健康を確保するとともに、快適な職場環境の形成を促進することを目的としています。
③ × 健康の保持増進のための指針を公表するのは、厚生労働大臣です。
④ × 常時働く労働者数が50人以上の事業場で、衛生委員会を設置しなければなりません。
⑤ ○ 雇入れ時と、1年に1回定期に、労働者に対し、医師による健康診断を行わなければならないとしています。

問題2

① ○ 労働者であればアルバイトやパートタイマー等の雇用形態は関係なく適用されます。
② × 労災保険の保険料は、事業主が負担します。
③ ○ 業務外の場合は、健康保険の適用となります。
④ ○ 精神障害によって、正常な認識や行為選択能力、自殺行為を思いとどまる精神的な抑制力が著しく阻害されている状態に陥ったもの（故意の欠如）と推定され、原則として労災認定されます。
⑤ × セクシャルハラスメントが原因で精神障害を発病した場合、始まった時点からの心理的負荷を評価し、該当すれば労災認定されます。

問題3

① × 職場に存在するストレス要因は、労働者自身の力だけでは取り

除くことができないものもあり、事業者によるメンタルヘルスケアの積極的推進が重要です。
② ○ ラインによるケアとは、職場の管理監督者によるケアをいい、職場環境等の把握と改善、部下からの相談対応を行うことが必要とされています。
③ × 産業医は、事業場内産業保健スタッフに含まれます。事業場外資源とは、外部のメンタルヘルスケアへの支援を行う機関および専門家をいいます。
④ × メンタルヘルスケアを進めるにあたっては、労働者の個人情報の保護と労働者の意思の尊重に留意することが重要です。
⑤ × 心の健康問題は、職場のストレス要因のみならず家庭・個人生活等の職場外のストレス要因の影響を受けている場合も多くあります。

問題4

① ○ ストレスチェックは、1年に1回、定期に検査が実施されます。
② × 一次予防を主な目的としています。
③ × 検査結果は、直接本人に通知されます。
④ × 一定の要件に該当する労働者は、申出によって医師による面接指導を受けます。
⑤ × 医師の意見を勘案し、労働者本人の意見を聞いて、就業上の措置が決定されます。

Step 2

早期発見と再発防止のためのメンタルヘルス対策

　メンタル疾患を早期発見したり、メンタル疾患を予防したりすることは、企業の利益にとっても必要なことであるといえます。

早期発見に必要なこと

　管理監督者の中には、メンタル疾患の早期発見は素人には難しいと諦めてしまっている人もいるでしょう。確かに、どこがどうおかしいかがわかるようになるためには、ある程度専門的な経験を積まなければいけないことも事実です。

　しかしながら、普段の本人の様子を最もよくわかっているのは上司です。そして、本人の様子の変化は、専門家にはわからなくても、上司にはわかるものです。勤務態度や人間関係などはもちろん、表情や服装など、普段から関心を示していれば、その変化にはすぐ気づくものです。部下をそのような**全体像で把握している**上司は、専門家でなくても**心身の不調に早く気づく**ことができます。そして、部下が復帰した後も、「まだ本調子ではないな」とか「今日は元気だけど少し無理しているな」とか、本人が説明しなくてもわかるものです。

　部下の心身の健康について関心を持てない管理監督者ほど、「どこがどう悪いのか？」と部下本人に説明を求めます。本人をよく見ていれば調子の良し悪しというものは、それなりにわかるものです。メンタル疾患の早期発見には、問題やトラブルを表面的に見るのではなく、その背景にある個人の心身の不調や人間性についても関心を持つ姿勢が大切です。

管理監督者に問われること

　メンタル疾患が発症したのは、上司や職場に原因があると考える人もまだまだ多いようです。管理監督者として部下のメンタル疾患にはあまりかかわりたくないという心情も理解できます。もちろん、職場の人間関係や過重労働などのストレスがメンタル疾患の要因となることはあります。しかし、現時点では、誰の目にも異常だと思えるほど負荷の高い業務をさせたり、明らかな心身の不調に対して適切な配慮を怠ったりしなければ、事業主や管理監督者の責任を問われることはありません。周囲とうまく連携を取りながら、メンタル疾患に対し**軽症のうちに適切に対応すること**が管理監督者の能力として問われているのです。

プライバシーの問題

　病状を含め個人の情報に関しては、「本人の適切な疾病管理」に必要であれば、本人の承諾をとったうえで、関係者間でオープンにしていくことが望ましいと考えられます。ただし、必要のない個人的な情報はオープンにする必要はありません。**関係者間で共有**している方が本人のためになると判断される情報のみオープンにするのです。

　本人も、「病気のことを知られてしまった」と感じるのではなく、「病気のことをわかってくれた、配慮してくれた」と思えるように、情報をオープンにしていくことで、プライバシーの問題は解決します。メンタルヘルスに関する情報は、身体的な健康に関する情報よりも、より慎重に扱う必要があるでしょう。しかし、慎重すぎるあまり、重要な情報が関係者間で共有できないために、連携が悪くなることがあります。情報交換に慎重さは必要ですが、本来の目的と正しい手順に基づいているのであれば、躊躇せずに迅速な情報交換を行うのがいいでしょう。

Step 2-1

職場におけるメンタルヘルス対策の意義

労働者への安全配慮義務

　事業主には従業員に対して安全配慮義務があることが、労働契約法で規定されています。

> （労働者の安全への配慮）
> 第5条　使用者は、労働契約に伴い、労働者がその生命、身体等の安全を確保しつつ労働することができるよう、必要な配慮をするものとする。

　また、業務上の負傷や疾病には、療養を補償しなければなりません。これも労働基準法に規定されています。

> （療養補償）
> 第75条　労働者が業務上負傷し、又は疾病にかかつた場合においては、使用者は、その費用で必要な療養を行い、又は必要な療養の費用を負担しなければならない。

「労働者の心の健康の保持増進のための指針」の趣旨

> 労働者の受けるストレスは拡大する傾向にあり、仕事に関して強い不安やストレスを感じている労働者が６割を超える状況にある。また、精神障害等に係る労災補償状況をみると、請求件数、認定件数とも近年、増加傾向にある。このような中で、心の健康問題が労働者、その家族、事業場及び社会に与える影響は、今日、ますます大きくなっている。事業場において、より積極的に心の健康の保持増進を図ることは、労働者とその家族の幸せを確保するとともに、我が国社会の健全な発展という観点からも、非常に重要な課題となっている。

労働者の福利厚生の向上

　メンタルヘルス対策は、労働者の福利厚生の向上に大いに寄与するものです。

　たとえば、職場に心の健康に関する相談室を設けたり、メンタル疾患に関する教育を行ったり、あるいは健康診断にメンタルヘルスに関する項目を追加したりするなどのメンタルヘルス対策は、労働者の心の健康の管理に対する意識を高め、メンタル疾患の早期発見・早期治療・再発予防などにも役立つものと期待されます。

　単に福利厚生の向上だけではなく、**企業全体のモラルや安全性に対する意識**の向上にもつながります。

損失の軽減

　メンタル疾患を予防あるいは早期発見・早期治療することは、**損失の軽減**にもなります。

　例として、うつ病をあげてみましょう。うつ病はきちんと治療すれ

ば大半が元通りに復職できるメンタル疾患です。しかし、自殺に至ってしまえば、その損失を取り返すことはもはや不可能です。自殺という最悪の結果に至らなくても、治療が遅れるとそれだけうつ状態が重症化・慢性化しやすくなり、半年、1年と復帰に要する期間が長期化することになります。

メンタル疾患による休業は増加傾向で、長期休業の原因として、その占める割合は高いといいます。メンタル疾患による疾病休業は、身体疾患による疾病休業に比べると、休業期間が長い傾向にあるといいます。平均休業期間は、メンタル疾患によらないものが約50日であるのに対し、メンタル疾患によるものが約120日と、2倍以上も異なるという報告もあるといいます。

効果的なメンタルヘルス対策は、福利厚生の向上にとどまらず、企業の**損失の軽減に直結する**重大な施策となるのです。

近年、企業は経営の効率化を理由に、間接部門の外注化や縮小化を進める傾向にあります。外注化あるいは縮小化された部署に所属する勤労者のメンタルヘルスに対する悪影響は、予想以上に大きいものです。勤労者のメンタルヘルスへの配慮は、短期的な利益を生むものではありませんが、長期的には必ず損失の軽減につながっていきます。経営の効率化のなかに、メンタルヘルスの視点を必ず入れて欲しいものです。

メンタルヘルス対策が経済的な損失の軽減につながることを、数値を示して証明することは容易ではありませんが、勤労者のメンタルヘルスに対して適切な配慮を怠らない企業は、企業の社会的責任を果たしているという点で、社会的評価も大いに上がると考えていいでしょう。

リスク管理

　メンタルヘルス対策は、メンタル疾患が関連した訴訟問題や労働災害などを回避する手段として、**企業のリスク管理**という観点から捉えることができます。

　先に述べた安全配慮義務も、リスク管理の代表的なものです。健康に悪影響を与える可能性のあるような労働環境から勤労者を守ることは、企業のリスク管理としても重要な課題です。

　人間関係のトラブルによって、職場のモラルや安全性が低下することも避けなければなりません。生産性の低下している勤労者を把握し、その背景にメンタル疾患がある場合は速やかに対処する必要があります。それを怠ればやはり職場のモラルや安全性の低下につながります。

メンタルヘルス対策への取り組みと効果

　「労働安全衛生調査」によると、「メンタルヘルスケアに取り組んでいる事業所」の割合は、上昇傾向で、6割を超えています。300人以上の規模の事業所では、9割を超えています。

　また、「現在の仕事や職業生活に関することで強い不安、悩み、ストレスになっていると感じる事柄がある労働者」の割合は減少しています。

企業活動の一部としてのメンタルヘルス対策

　メンタルヘルス対策は、もはや企業が存続するために取り組むべき最低限の課題の1つといえるでしょう。

　もちろん、人道的あるいは倫理的に、勤労者個人の心身の健康を保持・増進することは、何よりも優先されるべきことです。

メンタルヘルスの問題が周知のこととなり、メンタルヘルス対策の意義が認知されてきた現代では、メンタルヘルス対策は随意的に行うものではなく、**企業活動の一部**として行われるべきものであるといえるでしょう。

Step 2-2 ちょっとした変化に気づき早期対応するために大切なこと

「いつもと違う」ことに気づく

　部下や同僚の「いつもと違う」ことに早く気づくことが重要です。「いつもと違う」と感じるのは、その人がそれまで示してきた行動様式から**ずれた行動**をしているからです。

> 「いつもと違う」様子
> ○遅刻、早退、欠勤が増える
> ○休みの連絡がない（無断欠勤がある）
> ○残業、休日出勤が不釣合いに増える
> ○仕事の能率が悪くなる。思考力・判断力が低下する
> ○業務の結果がなかなか出てこない
> ○報告や相談、職場での会話がなくなる（あるいはその逆）
> ○表情に活気がなく、動作にも元気がない（あるいはその逆）
> ○不自然な言動が目立つ
> ○ミスや事故が目立つ
> ○服装が乱れたり、衣服が不潔であったりする

　パンフレット「職場における心の健康づくり～労働者の健康の保持増進のための指針～」（厚生労働省・独立行政法人労働者健康福祉機構）より

「いつもと違う」部下に気づいたら

　「いつもと違う」部下に対しては、管理監督者は、**職務上何らかの対応**をしなければなりません。

　背後にメンタル疾患が隠れていないか、確認する必要がありますが、管理監督者が病気の判断をするものではありません。病気の判断は、医師の仕事です。病気の場合は、早期発見・早期対応が重要です。

管理監督者が「いつもと違う」と感じた部下の話を聴き、産業医のところへ行かせる、あるいは管理監督者自身が産業医のところに相談に行く仕組みを事業場の中に作っておくことが望まれるでしょう。

　保健師、看護師、心理相談担当者、産業カウンセラー、臨床心理士が産業医との仲介役を果たす形をとることもあるでしょう。

相談への対応

　管理監督者は、日常的に、部下からの自発的な相談に対応するよう努めなければなりません。そのためには、部下が上司に**相談しやすい環境や雰囲気**を整えることが必要です。

　長時間労働等により過労状態にある部下、強度の心理的負荷を伴う出来事を経験した部下、特に個別の配慮が必要と思われる部下に対しては、管理監督者の方からも声をかける必要があるでしょう。また、以下の対応も必要でしょう。

○話を聴く（積極的傾聴）
○適切な情報を提供する
○必要に応じて事業場内産業保健スタッフ等や事業場外資源への相談や受診を促す　など

部下の資質の把握

　部下がその能力を最大限に発揮できるようにするためには、部下の**資質を把握しておく**ことも重要です。部下のものの見方や考え方、行動様式を理解することが、管理監督者には求められます。そのためにも、普段から部下の話をよく聴くことが重要です。

事業場内産業保健スタッフ等による相談対応

　事業場内産業保健スタッフ等は、管理監督者と協力して、労働者本人の気づきを促し、保健指導や健康相談等を行い、相談等で把握した情報をもとに、必要に応じて医療機関への相談や受診につなげていくことが重要です。

　事業場内産業保健スタッフ等の各役割は、次のとおりです。

産業医等	・専門的立場から、セルフケアやライン（職場の管理監督者）によるケアを支援する ・専門的な相談・対応が必要な事例について、事業場外資源との連絡調整に、専門的立場からかかわる ・長時間労働者等に対する面接指導等を実施 ・メンタルヘルスに関する個人の健康情報保護
衛生管理者等	・心の健康に関する相談ができる雰囲気や体制づくり ・セルフケアやラインによるケアを支援する ・産業医等と連携しながら事業場外資源との連絡調整を行う
保健師等	・セルフケアやラインによるケアを支援する ・労働者本人や管理監督者からの相談対応、保健指導等を行う
心の健康づくり専門スタッフ	・労働者本人や管理監督者からの専門的な相談に対応する
人事労務管理スタッフ	・管理監督者だけでは解決できない職場配置、人事異動、職場の組織等の人事労務管理が心の健康に及ぼしている具体的影響を把握する

家族による気づきや支援の促進

　労働者本人に日常的に接している家族は、労働者がメンタルヘルス不調に陥った際に、**最初に気づくこと**が少なくありません。家族に対して、ストレスやメンタルヘルスケアに関する基礎知識を提供したり、

事業場内産業保健スタッフ等が窓口となって相談対応する体制などを整備しておくことが必要です。

チーム意識を持つ

　労働者本人の抱えた問題を整理して、労働者本人も含めて誰が何に対応していくかを明らかにしていくことが大切です。互いの分担を関係者全員が理解することで**チーム意識**が生まれます。

　メンタル疾患に対する偏見が解消され、心の健康管理に対する意識がさらに高まれば、メンタル疾患の早期発見・早期治療も今以上に進歩するでしょう。

Step 2-3

職場復帰支援における重要ポイント

復職者を受け入れる

　管理監督者や同僚が「復職した以上きちんと仕事をしてほしい」と考えることは、自然な気持ちでしょう。しかし、数ヶ月にわたって休業していた人に、いきなり発症前と同じ質、量の仕事を期待するのは無理であることも明らかです。

　復職者は、「職場では自分はどう思われているのだろうか」「職場にうまく適応できるだろうか」「病気がまた悪くなるのではないだろうか」など、さまざまな心配や緊張をしながら出社していることでしょう。

　必要以上に"**特別扱い**"する必要はありませんが、復職者がこのような気持ちでいることを理解し、**受け止める**ことが大切です。

　特に、管理監督者に対して、復職者が「上司は自分をわかってくれている」と感じることができれば、復職者の職場での緊張は大幅に軽減されるでしょう。

　管理監督者と復職者のそのような**信頼関係**は、同じ職場で働く他の部下たちの緊張を和らげる効果も持っています。

原則は元の職場へ

　職場でのストレスが誘因であっても、**原則的には発症時にいた元の職場**に戻るのがよいと考えられています。慣れ親しんだ職場の方が、復帰のストレスが少ないと考えられるからです。

　しかし、明らかな職場不適応を起こしており、仕事量を減らしても、すぐに他の職場ストレスによって病状が悪くなると予測される場合は、

その前の職場なども復帰先の候補となるでしょう。

どこへ復帰するかは、本人に率直に意見を言ってもらい、対応可能な範囲で復帰先を決めればいいでしょう。本人の知らぬ間に新しいポストを用意したり、異動の話を決めておいたりするのは、気を利かせたつもりであっても、しばしばメンタル疾患の再発リスクを高めることになります。

治癒ではなく回復過程を見守る

メンタル疾患では、治癒せずに寛解や軽快といった状態で復帰するケースが多くみられます。寛解とは、症状はほぼ消失しているものの再発の恐れはある状態をいいます。軽快とは、まだいくつか症状が残っている状態です。このような状態で復帰したときは、できるだけ本人の"今"を受け入れて、ゆっくりと**回復していくプロセスを見守る**ようにします。

決して"病人扱い"や"特別扱い"をしない

復帰後はどのように扱ったらよいのか？　というのは、どんな管理監督者でも共通して持つ疑問のようです。

これに対する答えは、意外かもしれませんが"**なるべく普通に扱う**"ことです。復帰した本人は、決して"病人扱い"や"特別扱い"されたくはありません。特に、周囲に人がいるときに病人扱いや特別扱いをするのは、本人を深く傷つけることがあります。病気であったことにこだわらず、回復した健康的な面をしっかりと見てほしいのです。回復してゆくプロセスを見守る心理的余裕を持って接する必要があります。

また、反対に厳しくする必要もありません。なるべく普通に接して

もらうことで、本人も健康を取り戻しつつある実感を得ることができるのです。

目立たないように保護的に接する

通常のコミュニケーションとは別に、仕事の調子や疲れ具合などについて尋ねるのは良いことです。しかし、このとき**目立たないように保護的に接する**ことが大切です。病人扱いや特別扱いは嫌なものですが、必要な配慮をしてくれる姿勢はうれしいものです。

遅れを取り戻そうとする焦りに注意を払う

ほとんどのケースは、遅れを取り戻そうとする焦りを抱いています。その焦りを持ちやすい性格や考え方がメンタル疾患の誘因となっているケースも多く、発症したときと同じパターンに陥らないように注意する必要があります。

いくら焦らないようにと言われても、心情的にはどうしても焦ってしまうのも仕方がないことです。どうしても**焦ってしまう本人の気持ちを理解する姿勢**こそ本人にはうれしいものです。

常に病状を優先させた判断をする

いつからリハビリ出社を開始するか、そしていつリハビリ出社から通常勤務に戻すかといったことは、病状を観察しながらでないと一律に決めることはできません。病状は日々変動します。病状が安定した期間も重要です。それらを総合的に判断する必要があります。

復帰の計画を立てるのは良いことですが、病状に即して**柔軟に変更するのが原則**です。なぜなら、計画通りに病状が良くならなければ、本

人はプレッシャーを感じますし、周囲も期待はずれと感じてしまうからです。復帰のタイミングは、多くの場合、本人や周囲の予測よりも**遅くした方**が無難です。復帰プロセスが遅めであっても、その中で本人が心身共に余裕を感じていることが何より重要なのです。主治医や産業医の意見を十分に考慮して、余裕のある復帰計画を立てていくことが大切です。

　もちろん、むやみに復帰までの時間を長引かせるのはよくありません。メンタル疾患への偏見から、必要以上に復帰をさせずにいるケースも存在しますが、これは本人にとっても会社にとっても損失となるでしょう。

治りかけに注意する

　メンタル疾患の症状が良くなってくると、それまでできなかったことをやりたくなってきます。しかし、メンタル疾患は**治りかけこそ注意が必要**です。

　根が真面目で責任感が強い人ほど、今までの遅れを取り戻そうとする焦りが強いものです。そして、調子が良くなった分、無理に活動しようとします。せっかく良くなっても、良くなった分無理をしてしまうので、なかなかつらさが取れないことになってしまいます。ですので、車のブレーキやアクセルでいう遊びの部分を増やしていくことが大切です。

　治ってきたはずなのに、かえって落ち込んだり調子が悪いと感じたりするときは、活動しすぎていないかどうか見直す必要があります。元気になってきたときこそ、自分の力をセーブする余裕を持つことが大切なのです。

Step 2-4

事例性と疾病性を整理する

事例性とは

　事例性とは、**実際に職場で起こっている問題**に焦点を当てる考え方です。誰がどんなことに困っているのかということです。

　たとえば、「遅刻が多い」「同僚とのトラブルが多い」「仕事の効率が低下している」「上司の指示に従わない」などです。

　上司や同僚など、まわりの人が気づく変化です。

疾病性とは

　疾病性とは、**メンタル疾患の程度**に焦点を当てる考え方です。疾病としてどんな症状がどの程度みられるかということです。

　たとえば、「幻聴がある」「被害妄想がある」「統合失調症が疑われる」などです。

　医師など専門家が判断する分野であるといえます。

事例性を優先する視点

　事例性と疾病性に分けて整理することは、誰がいつどんな対応をするべきかを考える上でとても大切です。

　職場におけるメンタル疾病による問題は、そのメンタル疾病さえ治せばよいのではなく、起こっている問題を解決するための働きかけが大切です。病気を確定する以上に、何が問題となっているのか、**事例性を優先した視点**が求められるといえます。

事例性と疾病性を整理する

　事例性と疾病性の両面から、起こっている問題を整理します。
　問題のある言動に対して、つい周囲の人は「異常か正常か」「変か変でないか」など、二者択一思考で捉えてしまう傾向があります。
　しかし、現実には疾病であっても事例とならないケースや、事例であっても疾病の問題ではないケースがあります。事例性に対して対処した方がよいことと、疾病性に対して対処した方がよいことを整理することが大切です。

誰が対処するのか

　事例性と疾病性が整理されたら、誰がどの問題についてどのように対処するのかも明らかになってきます。
　事例性は職場の上司や人事が、そして疾病性は主治医や産業医が把握しています。2名以上の医師がかかわる場合は、治療に一貫性を持たせるため、どちらか1名を主治医と決める必要があります。通常は、治療は主治医が担い、産業医は職場の環境調整を行います。
　実際には、事例性と疾病性の整理はなかなか難しく、本人、家族、管理監督者、主治医、産業医などが**情報交換を行い、協力し合う**必要があります。
　たとえば、時々遅刻をするといった現象だけでは、メンタル疾患の悪化によるものなのか、本人の勤怠(きんたい)によるものなのかはわからないのです。関係者が情報交換を行わなければ適切な対応はできないのです。

不調者の事例性・疾病性に関わる事業場内外の連携

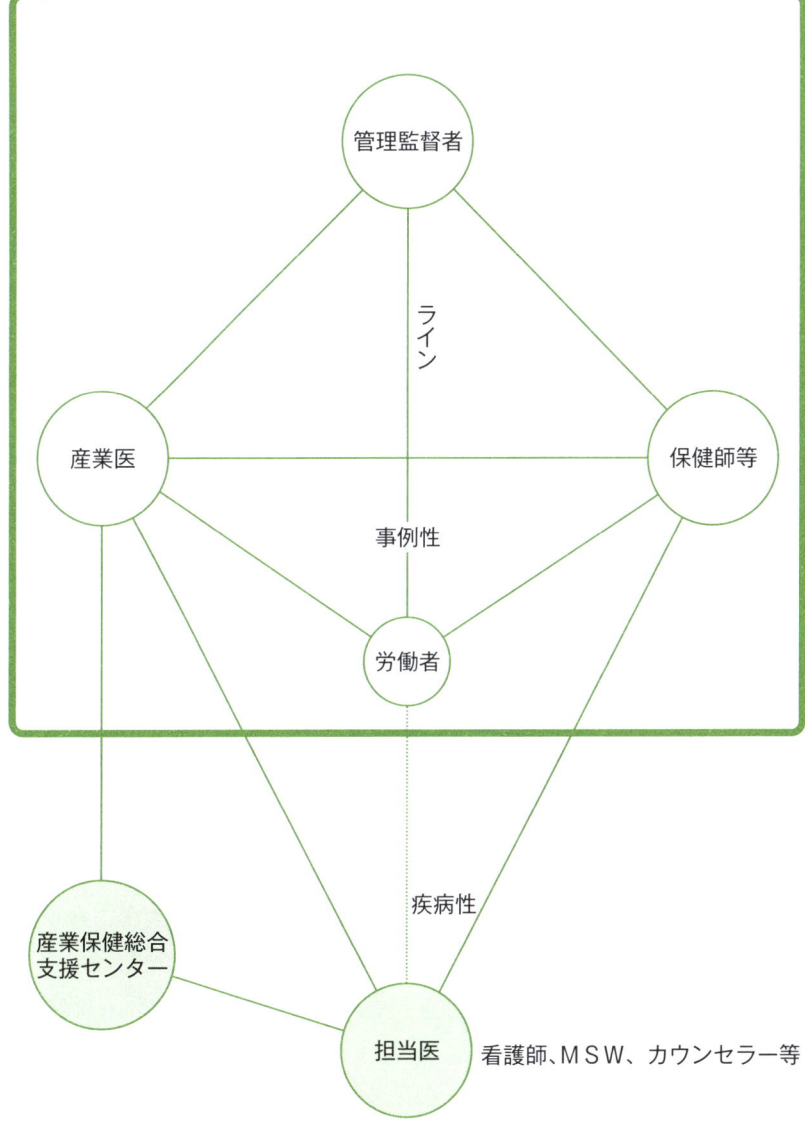

```
              管理監督者
             /    |    \
            /     |     \
           /     ライン    \
          /       |       \
       産業医 ――――――――― 保健師等
          \      事例性     /
           \      |       /
            \     |      /
              労働者
              |
           疾病性
              |
産業保健総合           担当医  看護師、MSW、カウンセラー等
支援センター ――――――
```

「働く人のメンタルヘルス・ポータルサイト『こころの耳』」より

事例性と疾病性の違いの例

幻聴のあるD君

　事務職のD君は、最近、仕事中に1人でニヤニヤと笑うようになりました。彼は3年前に統合失調症を発症し、入院治療も行いましたが、現在は単純な事務作業ができる程度に病状は回復しています。定期的に主治医のもとへ通院しており、家族も治療に協力的です。仕事上の問題はありませんが、数名の同僚から「気持ち悪くて仕事に集中できない」と上司にクレームがきてしまいました。

　実は、D君には軽度の幻聴が残存していました。幻聴は、「バカ」「のろま」など被害的な内容でしたが、D君は幻聴に左右されないように仕事をしていました。主治医もそのことを知っていましたが、抗精神病薬を増量すると幻聴は多少改善するのですが、眠気が出て仕事に差し支えるので、増量せずに経過をみていました。

　しかし、最近になって、幻聴の内容が変わってきたといいます。主治医が尋ねたところ、会社の社長の声で「がんばれよ」と聞こえてくるといいます。D君は社長の声にうれしくなって、ついニヤニヤと笑ってしまうのでした。

　さて、本ケースでは事例性と疾病性を意識すると、どのような対応が良いと考えられるでしょうか？

D君の事例性と疾病性

　事例性は、「ニヤニヤと笑って周囲に迷惑である」ことです。疾病性は「被害的な幻聴が肯定的なものに変わった」ということです。

　疾病性だけに注目すれば、幻聴を減らすために眠気の出ない程度に抗精神病薬を増量することを試みるという対応が考えられます。しかし、幻聴の内容が変わっただけで、疾病自体が悪化したわけではありません。

ここで、事例性に着目します。本ケースでは、職場でニヤニヤと笑うことが問題となっています。自分にとってうれしい声であっても他の人には聞こえていない声なので、笑うと周囲の人が変に感じてしまうということを、本人が理解すればいいと考えます。

　そこで、主治医は本人の気持ちを理解した上で、薬を増やさずに、極力笑うのをがまんする方が得策であることを説明しました。すると、本人もそれを了解して職場での問題も解決しました。

Step2 早期発見と再発防止のためのメンタルヘルス対策
理解度チェック

問題 1 次の文章のうち適切なものには○を、間違っているものには×をつけなさい。

①労働安全衛生法で、使用者による療養補償が規定されている。[ ]
②メンタルヘルス対策は、労働者の福利厚生の向上につながるが、企業全体のモラルの向上には寄与しない。[ ]
③メンタルヘルス対策は、企業の損失を軽減する。[ ]
④メンタルヘルス対策を、企業側のリスク管理の観点から捉えることは適切ではない。[ ]
⑤メンタルヘルス対策は、随意的に行う。[ ]

問題 2 「いつもと違う」部下への対応に関する次の文章のうち、最も適切なものを1つ選びなさい。

①「いつもと違う」と感じた部下は、メンタル疾患を抱えていると判断する。
②管理監督者は、まず、友人として話を聴く。
③管理監督者自身が産業医に相談してみることも有効である。
④部下の方から相談されるまで、管理監督者は声をかけない方がよい。
⑤メンタル疾患は個人の問題であり、チーム意識は必要ない。

問題 3 職場復帰支援に関する次の文章のうち、最も適切なものを1つ選びなさい。

①復職者を受け入れ、特別扱いする。
②職場でのストレスが誘因であっても、原則は元の職場へ復帰する。
③メンタル疾患が治癒してから復帰する。

④なるべく早く遅れを取り戻せるよう支援する。
⑤職場復帰したら、病状よりも業務が優先される。

問題 4 次の文章中の [　] 内で正しいものを選びなさい。

①上司や同僚など、まわりの人が気づく変化を [ア 事例性　イ 疾病性] という。
②[ア 事例性　イ 疾病性] は、医師が判断する分野である。
③職場におけるメンタル疾患の問題は、[ア 事例性　イ 疾病性] を優先した視点が求められる。

Step2 Check Answer

早期発見と再発防止のためのメンタルヘルス対策
理解度チェック 解答と解説

問題1

① × 療養補償は、労働基準法に規定されています。
② × メンタルヘルス対策は、企業全体のモラルや安全性に対する意識の向上につながります。
③ ○ メンタル疾患を予防し、早期発見・早期治療することは、企業の損失の軽減に直結します。
④ × メンタルヘルス対策を、企業のリスク管理の観点から捉えることも重要です。
⑤ × 随意ではなく、企業活動の一部として、メンタルヘルス対策を行うことが求められます。

問題2

① × 背後にメンタル疾患が隠れていないか確認する必要はありますが、病気の判断は、医師の仕事です。
② × 管理監督者は、職務上の上司として対応を行います。
③ ○ 管理監督者は、事業場内産業保健スタッフ等と連携して対応します。
④ × 個別の配慮が必要と思われる部下に対しては、管理監督者から声をかける必要もあります。
⑤ × チーム意識をもち、互いの分担を関係者全員が理解して対応することが重要です。

問題3

① × 復職者を受け入れることは大切ですが、特別扱いをすることではありません。
② ○ 慣れ親しんだ職場の方が、復帰のストレスが少ないと考えられ、原則は、元の職場へ復帰します。

③ × 寛解や軽快の状態で復帰することもあります。
④ × 本人は遅れを取り戻そうと焦ってしまうことが多いので、注意します。
⑤ × 病状を優先させた判断が求められます。

問題4
① ア 実際に職場で起こっている問題に焦点をあてる考え方を、事例性といいます。
② イ 疾病性とは、メンタル疾患の程度に焦点をあてる考え方で、医師など専門家が判断します。
③ ア 職場では、起こっている問題を解決するための働きかけが重要で、事例性を優先した視点が求められます。

Part 6

起こり得る心の病と
その予防

Step 1

さまざまなメンタル疾患への対応

　病気にならないように予防することが第一ですが、メンタル疾患にかかってしまったら、早期に発見し、早期に医療機関を受診するなどの対応が重要です。

心の病気の予防

　ストレスは、さまざまな心の病気の誘因となります。悪いストレスをため込まないようにし、ストレスとうまくつきあうなど、日頃からの**セルフケア**が予防には重要です。いつもと心身の状態が違うことに気づき、早めに対処します。心の病気の予防には、周りの人のサポートも重要です。悩みや不調について、話を聴いて、心配してくれる人がいるだけで安心することができます。

心の病気の早期発見・早期治療

　心身の不調を感じたら、がまんせずに、早めに**専門機関に相談**したり、**専門医療機関を受診**することが大切です。
　心の病気を認めたくなくて、精神科や心療内科の受診をどうしても嫌がる場合は、身体の不調を診るために、まずは内科を受診することを勧めてみるという方法もあります。医療機関への受診自体、気が進まないという場合、どこへ行ったらいいかわからないという場合などは、保健所や精神保健福祉センターなど地域の相談窓口への相談を勧める方法もあります。

受診すべき医療機関

　心の病気を治療する診療科には、精神科、精神神経科、心療内科、神経科などがあります。ただし、日本の医療制度では、どの診療科名を名乗るかはある程度自由に選択できるので、同じ診療科名でもカバーする範囲や得意とする分野が異なったり、医師やスタッフの体制が異なったりすることはあり得ます。

診療科	一般的特徴
精神科・精神神経科	うつ病、統合失調症などの疾患に対して、精神科医が治療を行う 神経科と標榜して精神科と同様の治療を行うところもある
心療内科	一般に、心理的要因で身体症状が生じる心身症を主な対象とする うつ病などの心の病気を診ている医療機関も多い
神経内科	パーキンソン病や脳梗塞、筋ジストロフィーなど、脳と神経にかかわる疾患を診る 認知症やてんかんなども治療の対象としているところがある

　心の病気が急に悪化し、自殺や他人を傷つけてしまう危険性が高い場合は、精神科の救急医療機関を利用することになります。

勝手に病名を診断しない

　必ず守ってほしいのは、この知識をもとに、勝手に人の**病名を診断しない**ということです。メンタル疾患の診断は非常に難しく、時には専門医でも迷うことがあります。かなりの経験と知識が必要なことです。病名を決めつけるような言動はくれぐれも慎むようにしてください。これらの知識は、メンタル疾患を抱えた本人を理解する上での一助として役立ててください。職場での対応次第で、その経過には**大きな差**を生じることもあるということもよく理解しておきましょう。

強迫性障害

強迫性障害とは

　自分では不必要であるとわかっていても、ある考えが浮かんできてしまったり、ある行為を繰り返さないと不安になってしまう障害です。強迫観念（強迫思考）と強迫行為があります。鍵をかけたかどうか心配（強迫観念）で、何度も確かめないと気が済まない（強迫行為）などがその例です。

　強迫性障害にみられる強迫観念や強迫行為は、**不合理とわかっているのにやめられない**のが特徴です。やめようとすると不安が起こります。強迫性障害は、神経症に分類される疾患の中でも最も遺伝傾向が高いといわれています。

代表的な強迫観念・強迫行為

不潔恐怖と洗浄	汚れや細菌汚染の恐怖から、過剰に手洗い、入浴、洗濯などを繰り返す ドアノブや手すりなどが不潔だと感じて触れない
加害恐怖	誰かに危害を加えてしまったかもしれないという不安がつきまとい、警察やまわりの人に確認したり、新聞やテレビで確認する
確認行為	戸締まり、ガスの元栓、電気のスイッチなど、何度も過剰に確認する
儀式行為	決められた手順で行わないと、恐ろしいことが起こるという不安から、どんなときも決まった同じ方法で行う
数字へのこだわり	不吉な数字あるいは幸運な数字に異常にこだわる

| ものの配置へのこだわり | ものの配置が対称になっていないと不安になるなど、一定の強いこだわりを持つ |

強迫性障害の薬物療法

　強迫性障害の治療では、**抗不安薬**および**抗うつ薬**が用いられます。特に、脳内のセロトニン系の異常が推定されており、近年では抗うつ薬の中でもSSRI（選択的セロトニン再取り込み阻害薬）が用いられています。

　重症になると、強迫行為をやめようとしたとき強度の不安が起こるため、数時間以上にわたって強迫行為を続けてしまうことがあります。

　また、強迫観念を必ずしも本人が不合理と思っておらず、妄想に近い観念を抱いていることがあります。このような重症例では抗精神病薬を用いることもあります。

強迫性障害の心理療法

　強迫性障害の治療では、認知行動療法の**エクスポージャー法**が有効であるとされています。暴露反応妨害法とも呼ばれ、強迫観念による不安が生じる場面に直面させ、やらずにはいられなかった強迫行為をやらないことで、予測していた脅威的な結果が生じないことを経験させて、不安を弱くしていく療法です。

職場の中での強迫性障害

　この疾患は、思春期から青年期にかけて多くみられますが、中高年でも発症することがあります。

　ストレスそのものが原因で、強迫性障害が発症するとは考えられて

いませんが、強迫性障害の患者に過度なストレスがかかると、一時的であれ**症状を悪化させる原因**になることがあります。

特に、結婚や出産など、これまでと生活スタイルが大きく変わったときには注意が必要です。男性では仕事などで行き詰まりを感じたときに、強迫症状が悪化することがあると言われています。「自分はこのままで終わってしまうのではないか」と現実に強い不安を感じたとき、強迫的に何かを繰り返して自信を得ることで、その不安を解消していくというケースです。しかし、ストレスを減らしたからといって、それが**根本的な治療**となるわけではありません。

強迫症状は、しばしば職業生活を困難とします。強迫症状のために、仕事に支障をきたし、退職に追い込まれてしまうこともあります。手洗いや歯磨きに30分、1時間、場合によっては3時間以上かかってしまうケースもあり、この場合、日常生活にも大きな支障をきたしてしまいます。

その他の不安障害

不安障害は、不安を主症状とする障害で、急性のパニック障害と、慢性の全般性不安障害があります。

パニック障害	現実に危機は存在しない中で、「このまま死んでしまうのではないか」というほどの強い恐怖や不快感を伴うパニック発作を起こす パニック発作は、予期しない場面・状況で突然起こり、予測ができないので、またパニック発作が起こるのではないかという予期不安が生じる それが高じると、パニック発作が起こったときに助けを得られない場所や状況にいることに対する不安（広場恐怖）が生じる

| 全般性不安障害 | 漠然と何か悪いことが起こるのではないかという不安感（予期不安）を持ち、不安の対象はさまざまに変動する（不動性不安） |

　恐怖症とは、危険でも脅威でもないはずの状況に対して、不相応に恐怖感を覚え、それが不合理だとわかっていても恐怖にかられ、それを回避しようとする障害です。広場恐怖、特定の恐怖症、社会恐怖などがあります。

広場恐怖	逃げるに逃げられない、助けを得られない場所や状況にいることに対する不安 家を離れること、混雑の中にいること、電車やバスなどで移動することなどに対する恐怖
特定の恐怖症	高所恐怖、密閉恐怖、動物恐怖、疾病恐怖、不潔恐怖など特定の状況に対する恐怖
社会恐怖	対人恐怖など、他人から注視されること、自分の視線が他人にどう映るかなどに対する恐怖

Step 1-2

PTSD

トラウマ体験とトラウマ反応

　生命や存在に強い衝撃をもたらすできごとを、外傷性ストレッサーといいます。外傷性ストレッサーによる体験をトラウマ体験といい、次のようなものがあります。

自然災害	地震・火災・火山の噴火・台風・洪水など
社会的不安	戦争・紛争・テロ事件・暴動など
生命などの危機にかかわる体験	暴力・事故・犯罪・性的被害など
喪失体験	家族・友人の死、大切な物の喪失など

　トラウマ体験によって、さまざまな心理的反応が生じます。これをトラウマ反応といいます。異常な状況に対する正常な反応であり、極度の危機にさらされた人であれば、**誰にでも生じる反応**です。

感情・思考の変化	現実を受け止められない、どうすればいいかわからない、恐怖や不安に駆り立てられる、感情が抑えきれなくなるなど
身体の変化	眠れない、動悸、筋肉の震え、頭痛、腹痛、寒気、吐き気、痙攣、めまい、発汗、呼吸困難など
行動の変化	怒りが爆発する、ふさぎこむ、できごとを思い出す場所を回避する、閉じこもるなど

急性ストレス障害とPTSD

　非常に強いストレス状況を体験した（心的外傷＝トラウマ）後に、強

い恐怖や無力感、感情の麻痺、心的外傷の再体験（フラッシュバック）、外傷体験に関係ある状況や場面・人物を避ける、睡眠障害、過剰な警戒心、などの症状が現れるものを、外傷後ストレス障害（PTSD）といいます。

急性ストレス障害	外傷後、4週間以内に起こり、最低でも2週間、最大で4週間持続する
心的外傷後ストレス障害	4週間以上症状が持続している場合に、診断名が変更される

　非常に強いストレス状況とは、自分や他人の生命に危険が及ぶような状況が想定され、戦闘、暴行、誘拐、人質、テロ、拷問、監禁、災害、事故などがあります。
　ただし、症状の出現のしかたは、**個人差が大きい**といえます。

PTSDの診断基準

　実際に危うく死にそうなできごとを体験したり目撃したりしたあとで
A．再体験症状
B．回避症状
C．過覚醒症状
などができごとの後1ヶ月以上にわたり認められ、生活に支障を来している場合に診断されます。

災害とストレス

　災害に遭い、身近な人を突然失ったり、家や大切なものを失ったり、経済的基盤を失ったりすることは、大きなストレス要因となります。避

難所生活を余儀なくされ、日常生活に制限を受けることもあります。程度の差はあっても、誰でも、悲嘆、不安、心配などの反応が表れます。この場合、休息や睡眠をできるだけとることが重要です。悲嘆、不安、心配の多くは時間の経過とともに自然に回復しますが、不眠や食欲がない状態が続いている場合は、医療機関等への受診も必要です。悲嘆のプロセスがうまく進まなかったり、うつ病を発症してしまったり、アルコール依存症になってしまう場合もあります。

　自分の中だけに気持ちや思いをため込まず、吐露することが重要です。声を掛け合い、コミュニケーションをとりやすい雰囲気づくりを心がけるなど、**お互いに気づかうこと**が心のケアになります。

　心配でイライラする、怒りっぽくなる、眠れない、動悸・息切れで苦しいと感じる、などのときは無理をせずに、**相談するよう促す**ことが大切です。

厚生労働省「こころの健康を守るために」より

被災された方へ

- 周りの人が不安を感じているときには、側に寄り添うなど、安心感を与えましょう
- 目を見て、普段よりもゆっくりと話しましょう
- 短い言葉で、はっきり伝えましょう
- つらい体験を無理に聞き出さないようにしましょう
- 「こころ」にこだわらず、困っていることの相談に乗りましょう

ケアする側のストレス

　被災者に対して適切なケアをするためには、ケアする側にも**精神的なゆとり**が必要です。災害や事故では、ケアする側も、自分自身のストレス症状を知り、心理的負担を抱え込まないことが大切です。

職場の中でのPTSD

　事故、災害などの外傷的出来事が起きたとき、年齢に関係なく衝撃は受けるものです。特に、その出来事によって生活状況や環境が変わる場合には、大きなストレスとなります。

　最近では、このPTSDが**労災認定の対象**として注目されています。また不眠、集中困難、無気力などを呈する急性ストレス障害（ASD）の人も職場でみることもあるでしょう。これらの疾患は、早期にメンタルヘルスケアを行うことでかなり症状を緩和することができるので、注意してみていきたいものです。

PTSDになりやすい職種

　消防隊員、救急隊員、警察官などは、凄惨な事故や事件があれば矢面に立って現場に行かなければならない仕事です。これらの職種ではASDやPTSDが発生しやすいといえます。

　これらの職種は、どちらかといえば心身共に屈強であることを求められるため、弱音を吐くことをよしとしない風潮があります。しかし、ASDやPTSDは精神力や気力が足りないからかかるわけではなく、誰でも一定以上の精神的な衝撃を受ける出来事に遭遇すればかかるメンタル疾患なのです。もちろん、日頃から数多くの凄惨な現場を経験することで、慣れを生じて、精神的な衝撃の程度も軽くなり、ASDやPTSDにかかりにくくなることも考えられます。しかし、逆に言えば、常にASDやPTSDにいつなってもおかしくない職場環境に置かれているともいえるのです。このような職場では、特にASDやPTSDについての**知識の啓蒙**を図り、**精神面でのサポート体制**をしっかりと整えておくことが必要です。

依存症

アルコール依存症とは

　アルコール依存症では、飲酒をコントロールすることが困難になります。1杯で止めておくつもりが、2杯、3杯と止められなくなったり、先にやっておかなければならないことがあるのに、飲み始めてしまったり、いつもお酒が手元にないと落ち着かなかったり、常に飲酒のことが頭にあったりします。アルコールが抜けると、身体に不快な症状が生じる場合もあります。これを、**離脱症状**（禁断症状）といい、症状を抑えるために、また飲み始めるという、悪循環になります。飲酒時の記憶がなくなる場合もあり、**アルコール・ブラックアウト**といいます。

アルコール関連障害

急性アルコール中毒	アルコール摂取中または摂取後すぐに、攻撃的行動や気分不安定、判断力低下などの著しい不適応性の変化がみられ、ろれつの回らない会話、協調運動障害、不安定歩行、眼球振盪（無意識に眼球が動く）、注意・記憶力の低下、昏迷または昏睡がみられる
アルコール依存	長期にわたるアルコールの摂取で、飲酒の欲求を抑えられない精神的依存、アルコールを摂取しないと身体の機能が十分に働かない身体的依存が生じる

アルコール離脱	大量、長期間にわたっていたアルコール使用を中止または減量した場合、数時間から数日以内に、以下の2つ以上の症状が発現する • 自律神経系過活動（発汗、脈拍数増加など） • 手指振戦（ふるえ）の増加 • 不眠 • 嘔気または嘔吐 • 一過性の幻覚または錯覚 • 精神運動興奮 • 不安 • けいれん大発作

アルコール離脱では、一般的に、6～10時間後くらいから、発汗や手のふるえ、吐き気などの症状がはじまるといいます。72～96時間（3～4日）後には、振戦せん妄と呼ばれる状態になります。

否認の病

アルコール依存症では、**自分で病気と認めない**否認の心理が強く働いています。本人は、病気ではなくやめようと思えばいつでもやめられると思っています。まずは、アルコール依存症とは病気であると認めることが治療のスタートとなります。治療が必要な病気にかかっているという現実を受け止めることが大切です。

アルコール依存症の治療

アルコール依存症は、本人が依存症であると認めたがらない場合が多いので、周囲のサポートが重要です。依存症になってしまえば、治療は、**無期限の断酒**が目標となります。断酒を継続するために、断酒会やアルコホリック・アノニマス（AA）など、同じ経験を有する人たちが集まる自助グループに参加することも有効です。

職場の中でのアルコール依存症

　アルコール依存症といっても、「正常な人」と何ら変わらない場合も多いのです。そのような**「隠れたアルコール依存症」**にも注意していく必要があります。

　隠れたアルコール依存症の人は身体疾患を訴えている場合が多くあります。また健康診断の結果から、アルコール依存症とその予備軍を発見することができます。γ－GTPの高数値には注意が必要です。またGOT／GPT比を見て、この値が1に近いものはアルコール性の肝障害、0.5ならば肥満による脂肪肝を疑います。その他、尿酸・HDLコレステロール・中性脂肪・血糖もチェックする必要があります。職場におけるアルコール対策は、アルコール関連問題の健康教育、依存症の早期発見、適切な専門病院への紹介が大切です。

薬物依存症

　薬物依存症とは、クスリを止めたくても止められない状態になることです。止めたいと思っても、**意志の力ではコントロールできなくなった状態**です。覚せい剤や麻薬など、非合法のクスリを思い浮かべるかもしれませんが、医者が処方する合法の睡眠薬や鎮痛剤、抗不安薬などでも依存性が認められるものもあります。市販の風邪薬なども、必要もないのに飲み続ければ、危険が生じる可能性も否定できません。興味や好奇心から、「1度だけ」と安易に手を出してしまわないことが重要です。

薬物依存症の症状

乱用	繰り返し使用することで社会的役割や義務を果たせなくなる、身体的危険のある状況で反復使用する、不法行為を何度も引き起こす、問題が生じているのに使用を続ける
依存	耐性や離脱症状が認められる、大量に長期間使用する、止めたくても止められない、クスリを得るための活動・使用・作用からの回復に費やされる時間が大きい、社会的活動の制約、心身に悪いとわかっているのに使用を続ける
中毒	使用することで、特異的な症候群が発現する、著しい不適応行動や心理的変化がみられる
離脱	大量、長期間にわたる使用を中止したことで、特異的な症候群が発現する、著しい苦痛や社会的機能の障害を引き起こす

薬物依存症の治療

　幻覚、妄想、不穏、興奮などに対しては、対症的に向精神薬を用います。全身状態の改善のために、必要に応じて点滴などの内科的治療も行います。

乱用薬物の種類

アヘン類	ヘロイン、モルヒネ、コデインなど 強烈な陶酔感から精神依存、禁断症状 中枢神経系への作用、呼吸中枢の麻痺
大麻類	マリファナ 大麻精神病：妄想、異常行動、思考力低下など めまい、嘔吐、平衡感覚障害等
コカイン	"ハイ"な感覚とその後の激しい虚無感、抑うつ感 蟻走感
覚せい剤	メタンフェタミン、アンフェタミン
幻覚剤	LSD、MDMA
有機溶剤	シンナー、トルエン、ボンド、ベンゼンなど
鎮静剤・催眠剤	バルビツール系

危険ドラッグ

　合法ハーブなど、"合法"と称して販売されていましたが、呼吸困難を起こして死亡したり、異常行動により他者に危害を加えてしまったり、危険で有害であることから、取り締まりが強化され、医薬品医療機器等法（旧薬事法）により、指定薬物として指定されたものを、所持、使用、購入、販売、授与等することは禁止されました。

依存性薬物使用の最大の怖さは、依存形成にある

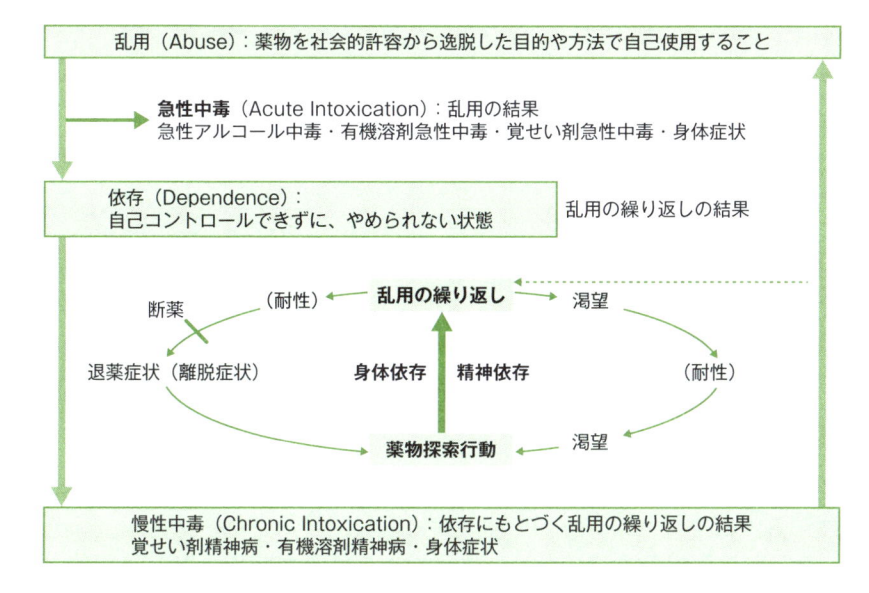

乱用（Abuse）：薬物を社会的許容から逸脱した目的や方法で自己使用すること

急性中毒（Acute Intoxication）：乱用の結果
急性アルコール中毒・有機溶剤急性中毒・覚せい剤急性中毒・身体症状

依存（Dependence）：
自己コントロールできずに、やめられない状態　　乱用の繰り返しの結果

断薬　　（耐性）　←　**乱用の繰り返し**　→　渇望

退薬症状（離脱症状）　　**身体依存　精神依存**　　（耐性）

薬物探索行動　←　渇望

慢性中毒（Chronic Intoxication）：依存にもとづく乱用の繰り返しの結果
覚せい剤精神病・有機溶剤精神病・身体症状

薬物乱用・薬物依存・薬物中毒の時間的関係

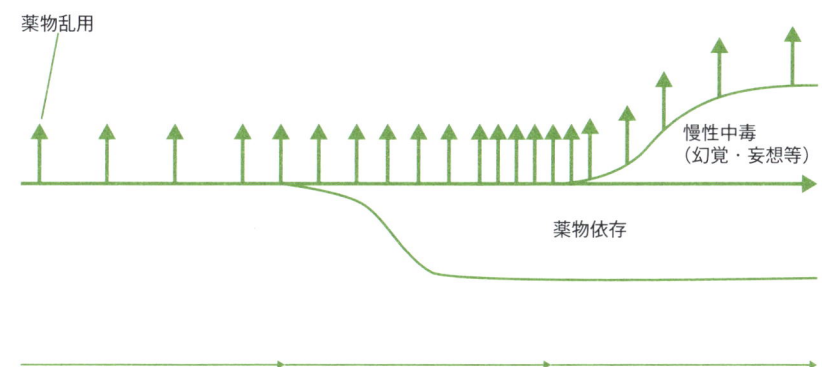

薬物乱用

慢性中毒
（幻覚・妄想等）

薬物依存

乱用だけの乱用者　　慢性中毒には至っていないが依存に基づく乱用者　　慢性中毒にまで至った乱用者

厚生労働省「薬物依存相談員マニュアル」より

Step 1-4

過換気症候群

過換気症候群とは

　急激に過呼吸が起こり（過換気発作）、過呼吸（＝過換気）によって血中の二酸化炭素が過剰に排出されることで血液がアルカリ性になり過ぎて（呼吸性アルカローシス）、呼吸困難、胸部不快感、胸痛、手足のしびれ、めまい、けいれん、不安感、恐怖感、動悸、発汗などの症状が出現します。

　一般に発作は、30分〜1時間程度で消失します。経過は良好で、生命に支障をきたすことはありません。

　20〜30代の女性に多く、救急外来を受診することが非常に多いメンタル疾患です。

過換気症候群の応急処置

　紙袋で口と鼻をおおって呼吸する方法（paper bag rebreathing ＝ペーパーバッグ呼吸法）が行われます。これは、自分の吐いた息（二酸化炭素濃度が空気より高い）を吸うことによって、血液がアルカリ性になったために起こった症状を改善させる方法です。

　ペーパーバッグ呼吸法は、書籍に紹介されていたり、一般的にも知られており、実際にも用いられていますが、一方で、その危険性も以前から指摘されていました。

　有名なのは、1989年の論文で、ペーパーバッグ呼吸法による低酸素症の危険が指摘されています。ペーパーバッグ呼吸法の問題を論じるときにもよく引用されているようです。

ペーパーバッグ呼吸法は、過呼吸で血液中の二酸化炭素が不足して、アルカリ性になっているので、自分の吐いた息を吸うことで、症状を改善させるという仕組みで、理にかなった方法に思われます。
　しかし、実際は、改善効果が得られなかったり、逆に、長い時間実施することで、重篤な症状を引き起こす危険性もあるといいます。
　最近では、過換気症候群では、応急処置として、**意識してゆっくり呼吸する**ことで、呼吸のリズムを整え、通常の呼吸のなかで二酸化炭素不足を解消させるという方法がとられるようになっています。
　ペーパーバッグ呼吸法は、一般にも知られているので、その動作を行うことで、過呼吸を起こしてしまっている本人が落ち着けるという効果はあるかもしれません。

過換気症候群の治療

　不安感を軽減するために、抗不安薬の注射も行われます。非発作時に、予防的に抗不安薬の内服を行うこともあります。
　精神療法として、身体症状が起こるメカニズムを説明し、過換気発作への恐怖心を和らげたり、自律訓練法などでストレス耐性を高めたりします。自分では手に負えない事態に陥ったという恐怖感が、さらに過呼吸を悪化させているので、慌てずに少しでも自分を冷静に客観視できるように**認知を修正**していきます。

過換気症候群の留意点

　ストレスや自律神経失調症、心身症などとも関係の深い病気ですので、本人を取り巻く状況をよく観察し、どのような対応が必要なのかを考えていくことが大切です。
　疲労や発熱などをきっかけに発作が起きることもあるので、規則正

しい生活も大切です。

　生命に支障をきたすことはなく、ある時期、発作がみられていたのが、いつのまにかみられなくなっている、ということも多いです。

心身症の過呼吸症状

　ストレスによる呼吸器系の身体症状の1つとして、過呼吸症状を捉えることができます。

　危機状態に陥ったとき、自律神経の交感神経が興奮し、多くの酸素を運ぶために呼吸数は増加し、心拍数は増加し、血圧が上昇し、体温上昇を防ぐために発汗します。

　つまり、ストレスによる**自律神経系の乱れ**によって、過呼吸症状が生じると捉えるのです。

転換性障害

　転換性障害は、以前はヒステリーと呼ばれていた症状の1つです。器質的原因がないにもかかわらず、手足の麻痺、失声など、随意運動機能は感覚機能に症状が出現します。これらの症状は、意図的につくり出されたり、ねつ造されたりしたものではなく、ストレスなどの心理的要因が関連していると考えられます。

　転換性障害で、過呼吸症状がみられることがあります。

　呼吸は、自律神経系で無意識的にコントロールされる一方で、随意神経系で意識的にコントロールすることも可能であるという二重性を持っています。転換性障害の過呼吸症状は、**随意神経系の乱れ**によって生じると考えられています。

パニック障害と過換気症候群

　パニック障害の症状の1つとして、過呼吸症状がみられることが多く、パニック発作と過呼吸の悪循環を形成しがちです。

　しかし、脳の機能障害に起因することが明らかになりつつあるパニック障害と、ストレスなどの心理的要因との関係が明らかである過換気症候群とは、**異なるものと捉える必要**があります。

　両者は混同されやすく、過換気症候群と診断されているが、実はパニック障害である場合、逆に、パニック障害と診断されているが、過換気症候群である場合も考えられます。

　パニック障害やその他、うつ病などの疾患が基礎にある場合は、それらの治療を適切に行う必要があり、注意が必要です。

　また、過換気症候群は、重症になると、意識障害が起こり、脳卒中や心筋梗塞などと間違えられることもあります。

Step1 さまざまなメンタル疾患への対応
理解度チェック

問題 1 次の文章で適切なものには○を、間違っているものには×をつけなさい。

①強迫性障害で、何度も確かめないと気が済まない症状を、強迫観念という。[　]
②強迫性障害では、不合理とわかっているのにやめられない。[　]
③強迫性障害は、ストレスが原因で生じる。[　]
④強迫性障害では、数字へのこだわりがみられることがある。[　]
⑤強迫性障害では、薬物療法は効果がない。[　]

問題 2 PTSDに関する次の文章で、最も適切なものを1つ選びなさい。

①労災認定の対象とはならない。
②終わったことは仕方ないと、前向きになるよう励ますことが重要である。
③外傷体験に関係のある状況や場面、人物を避けるので、再体験は起こらない。
④4週間以上症状が持続している場合に、PTSDとなる。
⑤症状の出現の仕方は、体験した心的外傷によって類似する。

問題 3 次の文章で適切なものには○を、間違っているものには×をつけなさい。

①アルコール依存症は、飲み始めると止められなくなる。[　]
②アルコール関連障害には、急性アルコール中毒、アルコール依存、アルコール離脱などの症状がある。[　]

③アルコール依存では、本人が依存症であると認めたがらない。[ ]
④正常の人と変わらない、隠れたアルコール依存症がある。[ ]
⑤大人であれば、薬物依存を意志の力でコントロールできる。[ ]

問題 4 次の文章で適切なものには○を、間違っているものには×をつけなさい。

①過換気症候群は、女性に多い。[ ]
②ペーパーバッグ呼吸法は、医学的に安全が確認されている対処法である。[ ]
③過換気症候群では、抗不安薬が用いられることがある。[ ]
④転換性障害で過呼吸症状がみられることがある。[ ]
⑤パニック障害と過換気症候群は、同じものである。[ ]

Step1 Check Answer

さまざまなメンタル疾患への対応
理解度チェック 解答と解説

問題1

① × 強迫性障害の症状には、強迫観念と強迫行為があり、強迫観念とは、鍵をかけたか心配になることで、何度も確かめないと気が済まないのは、強迫行為といいます。
② ○ 強迫観念や強迫行為は、不合理とわかっているのにやめられず、やめようとすると不安が生じます。
③ × ストレスそのものが原因で発症するとは考えられていませんが、ストレスが症状を悪化させる要因となることがあります。
④ ○ 不吉な数字あるいは幸運な数字への異常なこだわりが見られます。
⑤ × 抗不安薬や抗うつ薬などの薬物療法が用いられます。

問題2

① × 労災認定の対象となり得ます。
② × 良かれと思って励ますことが、症状を悪化させることもあるので注意が必要です。
③ × フラッシュバックといわれる心的外傷の再体験が起こります。
④ ○ 4週間以内の場合、急性ストレス障害といいます。
⑤ × 症状の出現の仕方は、体験した心的外傷によらず、個人差が大きいといえます。

問題3

① ○ 飲酒をコントロールすることが困難になります。
② ○ アルコール離脱では、一般的に、6〜10時間後くらいから、発汗や手のふるえ、吐き気などの症状がはじまるといいます。
③ ○ 本人が病気であることを認めたがらないので、周囲のサポートが重要です。

④ ◯ 身体疾患を訴えている場合も多く、健康診断の結果などから早期発見することが重要です。
⑤ × 大人であっても、止めたいと思っても意志の力ではコントロールできなくなります。

問題4
① ◯ 20〜30代の女性に多いです。
② × ペーパーバッグ呼吸法による低酸素症の危険が指摘されています。
③ ◯ 不安感を軽減するために、抗不安薬の注射や、予防的に内服を行います。
④ ◯ 意識的にコントロールできる随意神経系の乱れによって生じると考えられています。
⑤ × 両者は混同されやすいですが、異なるものと捉える必要があります。

Step 2

働く世代のメンタル疾患への対応

　メンタルヘルス不調による休業や退職、精神障害による労災認定は増加傾向にあります。ちょっとした変化や不調に気づき、早めに対策をとることが必要です。

精神疾患による患者数

　厚生労働省「患者調査」によると、精神疾患により医療機関にかかっている患者数は、近年、増加傾向で**約300万人**を超えているといいます。うつ病、統合失調症、不安障害などが多くなっています。

　入院患者数は、統合失調症による入院が最も多いですが、ゆるやかな減少傾向にあります。

　厚生労働省「病院報告」によると、精神病床の平均在院日数は、短縮傾向にあり、近年は、300日を切っています。

精神障害による労災認定

　精神障害による労災認定は増加傾向にあり、請求件数は、**過去最多を更新**しています。年齢別では、請求件数、支給決定件数ともに、「30～39歳」「40～49歳」「20～29歳」の順に多くなっています。出来事別では、「仕事内容・仕事量の（大きな）変化を生じさせる出来事があった」と「（ひどい）嫌がらせ、いじめ、又は暴行を受けた」が多くなっています。

メンタルヘルス不調による休業者がいる事業所

　厚生労働省「労働安全衛生調査」によると、過去1年間にメンタルヘルス不調により連続1ヶ月以上休業、または、退職した労働者がいる事業所は、全体で**約10%**です。産業別では、「情報通信業」が3割近くで多くなっています。

　そのうち、職場復帰した労働者がいる事業所は、**約5割**となっています。

病気休職制度の利用者状況

　独立行政法人 労働政策研究・研修機構「メンタルヘルス、私傷病などの治療と職業生活の両立支援に関する調査」によると、病気休職制度を利用した休職者人数の平均値は、疾患別にみると、「メンタルヘルス」が0.37人で、「がん」の0.09人などと比べても、最も高くなっています。

　復帰後の再発状況をみると、「半分以上が再発」（「ほとんど（9割）が再発を繰り返している」「7～8割程度が再発を繰り返している」「半分程度が再発を繰り返している」の合計）は、メンタルヘルスの場合が**約3割**となっています。

　また、退職率について、再発の状況別にみると、再発の割合が高くなるほど、退職率が高くなる傾向にあります。

Step 2-1

統合失調症

統合失調症とは

　思考や感情などの心の働きのまとまり（統合）のバランスが崩れ（失調）、思考や感情、行動、興味や関心、対人関係などに障害が生じます。以前は、「精神分裂病」と呼ばれていましたが、「精神」そのものが「分裂」するわけではないので、差別や偏見を生じやすい病名から、医学的により正確な病名である「統合失調症」に変更されました。
　特徴的な症状として、幻覚と妄想があります。
　幻覚では、「悪口を言われている」「命令されている」など、幻聴が多くみられます。声の主は、知り合いから歴史上の人物までさまざまで、聞こえ方も、話しかけてくるだけでなく、テレパシーや電波に乗って聞こえてくると訴えるなどさまざまです。
　妄想では、嫌がらせをされている、見張られているなど、被害妄想が多くみられます。また、関係がないものを関係があると確信する関係妄想などもみられます。
　一般に、**病識（自分が病気であるという認識）がない**ことが多いです。
　統合失調症の原因は明らかではありません。素因や環境がからみ合って発症すると考えられています。統合失調症では、神経伝達物質のドーパミンの働きが過剰であることが関与していると考えられています。
　できるだけ早期に薬物療法を開始することが、病状の悪化や再発を防ぐといいます。

陽性症状と陰性症状

統合失調症の症状はさまざまですが、大きく、陽性症状と陰性症状があります。

陽性症状	幻聴、幻覚、妄想、自我障害（思考奪取、思考吹入、思考伝播、思考途絶、作為体験など）、思考障害（連合弛緩、滅裂思考など）など
陰性症状	感情鈍麻、感情の平板化、意欲低下、思考の貧困、自閉など

統合失調症の診断基準

統合失調症の特徴的症状
①妄想
②幻覚
③まとまりのない会話（頻繁な脱線、滅裂）
④ひどくまとまりのない、または、緊張病性の行動
⑤陰性症状（感情の平板化、思考の貧困、意欲の欠如）

上記の特徴的症状のうち2つ以上が、それぞれ1ヶ月間ほとんどいつも存在。①から③の少なくとも1つを含む

社会的・職業的機能の低下：障害のはじまり以降の期間の大部分で、仕事、対人関係、自己管理などの面で1つ以上の機能が、病前より著しく低下。期間：障害の持続的徴候が少なくとも6ヶ月間存在

統合失調症の病型

統合失調症は、大きく次の3タイプに分類されます。

破瓜型 (解体型)	思考にまとまりを欠き、感情は平板化、自発性減少、陰性症状主体 思春期から青年期にはじまり、予後不良
緊張型	興奮や昏迷が周期的、交互的に繰り返される、激しい陽性症状主体 青年期に急激に発症、回復は早いが、再発することが多い
妄想型	妄想と幻覚の陽性症状が主体、妄想は被害妄想が中心で、経過とともに妄想が体系を形成 青年期から中年期にはじまることが多い

統合失調症の経過と留意点

統合失調症は、一般に、前兆期、急性期、消耗期、回復期という経過をたどります。

経過	特徴	留意点
前兆期	さまざまな症状が現れ始める	心身の不調や変化に気づき、早めに受診することが大切
急性期	幻覚・妄想など特徴的症状が現れる 日常生活や対人関係に障害が生じる	薬物療法と安静な環境が重要
消耗期 (休息期)	急性期の症状が治まり、消耗して疲れきった状態	不安定で、ちょっとした刺激で急性期の状態に戻りやすい 十分に休養し、焦らず、辛抱強く待つことが大切
回復期	社会とのかかわりを持とうとする	本人のペースで、少しずつできることを広げていく

統合失調症は、再発することも多く、幻覚や妄想などの症状が治まっても、一定期間、**服薬を継続する**ことが重要です。社会復帰のために、**リハビリテーション**も重要です。

家族のかかわり方

統合失調症では、家族の感情表出が再発と関連していることが研究で明らかにされています。家族の感情表出とは、本人に向けて家族が感情を表すことで、**強い感情表現が再発のリスクを高める**とされています。

批判的なことを言ったり、敵意を表したり、逆に、過保護で過干渉な対応が、再発率を高めるのです。

家族や身近な周りの人も、統合失調症についてよく理解し、病気を受け入れ、回復の過程をゆっくりと温かく見守ることが必要です。

統合失調症の心理社会的療法

病気の自己管理の方法を身につけたり、社会生活機能のレベル低下を防ぐ訓練などを行います。

作業療法	手芸、工作、園芸等の軽作業を通じて、生活機能や社会的適応能力の回復を目指す
生活技能訓練(SST)	社会生活や対人関係のスキルの訓練を、ロールプレイ等を通じて行う
心理教育	教育的側面から、病気や治療に対する情報提供を行ったり、心理的サポートも含めた働きかけを行う

統合失調症の患者数と予後

我が国での患者数は、約80万人といわれています。生涯で統合失調症を発症する人は、全体の人口の0.7％で、約100人に1人弱と推計されています。

予後は、治癒に至ったり、軽度の障害を残すのみの良好な場合が、約50～60％といいます。重度の障害を残す場合は、約10～20％程度と

いわれます。症状が出現してから、薬物治療を開始するまでの期間が短いと、予後が良いことが指摘されています。

Step 2-2

働く世代の睡眠障害

睡眠時間と睡眠障害

　睡眠時間には個人差があるため、何時間しか眠れないから不眠症であると一概に言うことはできません。日常生活に支障をきたすような眠気や疲労感がなければ、睡眠時間が短くても不眠症とはいえません。反対に、睡眠時間が長いのに、日中に居眠りや集中力の低下があれば、何らかの睡眠障害が疑われます。

　年齢を重ねると、誰でも睡眠時間が減少していきます。深い睡眠が減り、浅い睡眠が増えて、中途覚醒や早朝覚醒も多くなります。

不眠

　環境、身体的、精神的、習慣などさまざまな要因で不眠は生じます。

不眠	入眠障害	30分～1時間以上寝付けない
	中途覚醒	夜中に何度も目が覚める
	早朝覚醒	朝、時間より早く目覚めてしまって眠れない
	熟民障害	睡眠時間のわりに、熟睡したという満足感が得られない

その他の睡眠障害

過眠	ナルコレプシー	日中に突然強い眠気が出現する睡眠発作、脱力発作、入眠時幻覚、睡眠麻痺

279

睡眠時呼吸障害	睡眠時無呼吸症候群	睡眠中に何度も呼吸が止まる、肥満の人に多い
その他	レストレスレッグス症候群（むずむず脚症候群）	横になったり座ったり、じっとしているときに脚にむずむず感、不快感がある 原因不明で中高年の女性に多い
	周期性四肢運動障害	睡眠中にくりかえし脚や手がびくつく
	睡眠時随伴症	睡眠時に起こる好ましくない現象 睡眠時遊行症（夢遊病）、夜驚症、悪夢、夜尿症など

健康づくりのための睡眠指針2014 〜睡眠12箇条〜

新たな科学的知見に基づいて指針の改定が行われました。

①良い睡眠で、身体もこころも健康に。
②適度な運動、しっかり朝食、ねむりとめざめのメリハリを。
③良い睡眠は、生活習慣病予防につながります。
④睡眠による休養感は、こころの健康に重要です。
⑤年齢や季節に応じて、ひるまの眠気で困らない程度の睡眠を。
⑥良い睡眠のためには、環境づくりも重要です。
⑦若年世代は夜更かし避けて、体内時計のリズムを保つ。
⑧勤労世代の疲労回復・能率アップに、毎日十分な睡眠を。
⑨熟年世代は朝晩メリハリ、ひるまに適度な運動で良い睡眠。
⑩眠くなってから寝床に入り、起きる時刻は遅らせない。
⑪いつもと違う睡眠には、要注意。
⑫眠れない、その苦しみをかかえずに、専門家に相談を。

「睡眠12箇条の解説」より

○第2条．適度な運動、しっかり朝食、ねむりとめざめのメリハリを。

定期的な運動や規則正しい食生活は良い睡眠をもたらす
朝食は身体とこころのめざめに重要
睡眠薬代わりの寝酒は睡眠を悪くする
就寝前の喫煙やカフェイン摂取を避ける

○**第 4 条．睡眠による休養感は、こころの健康に重要です。**

眠れない、睡眠による休養感が得られない場合、こころの SOS の場合あり
睡眠による休養感がなく、日中もつらい場合、うつ病の可能性も

○**第 8 条．勤労世代の疲労回復・能率アップに、毎日十分な睡眠を。**

日中の眠気が睡眠不足のサイン
睡眠不足は結果的に仕事の能率を低下させる
睡眠不足が蓄積すると回復に時間がかかる
午後の短い昼寝で眠気をやり過ごし能率改善

　勤労世代では、必要な睡眠時間が確保しにくいこともあるため、特に、勤務形態の違いを考慮しつつも、十分な睡眠を確保する必要があります。睡眠不足は、注意力や作業能率を低下させ、生産性を下げ、事故やヒューマンエラーの危険性を高めます。自分では眠気による作業能率の低下に気がつかないこともあります。忙しい職場では、睡眠時間を削って働くこともあるかもしれませんが、それが続くと知らず知らずのうちに作業能率が低下して、さらに、産業事故などの危険性が増すことがあります。

　睡眠不足が長く続くと、疲労回復は難しくなります。睡眠不足による疲労の蓄積を防ぐためには、毎日必要な睡眠時間を確保することが大切です。睡眠の不足を休日などにまとめて解消しようとすることを

「寝だめ」と呼ぶことがあります。しかし、沢山眠っておくとその後の睡眠不足に耐えられるということはなく、「睡眠」を「ためる」ことはできません。睡眠不足が蓄積されてしまうと、休日にまとめて睡眠をとろうと試みても、睡眠不足による能率の低下をうまく補うことはできません。また、睡眠不足の解消のために、休日に遅い時刻まで眠っていると、光による体内時計の調整が行われないために生活が夜型化して、日曜の夜の入眠困難や月曜の朝の目覚めの悪さにつながります。

　毎日十分な睡眠をとることが基本ですが、仕事や生活上の都合で、夜間に必要な睡眠時間を確保できなかった場合、午後の眠気による仕事の問題を改善するのに昼寝が役に立ちます。午後の早い時刻に30分以内の短い昼寝をすることが、眠気による作業能率の改善に効果的です。

○第10条. 眠くなってから寝床に入り、起きる時刻は遅らせない。

眠たくなってから寝床に就く、就床時刻にこだわりすぎない
眠ろうとする意気込みが頭を冴えさせ寝つきを悪くする
眠りが浅いときは、むしろ積極的に遅寝・早起きに

○第11条. いつもと違う睡眠には、要注意。

睡眠中の激しいいびき・呼吸停止、手足のぴくつき・むずむず感や歯ぎしりは要注意
眠っても日中の眠気や居眠りで困っている場合は専門家に相談

○第12条. 眠れない、その苦しみをかかえずに、専門家に相談を。

専門家に相談することが第一歩
薬剤は専門家の指示で使用

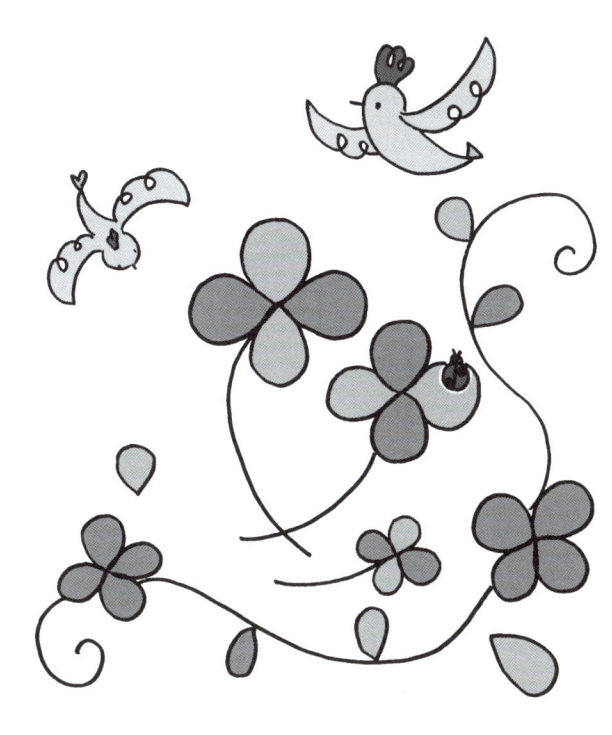

働く世代のうつ病

うつ病とは

　憂うつな気分になったり、気分が落ち込んだりすることは、日常的に誰でも経験があるでしょう。「うつ」や「うつ状態」という言葉も、日常的に使われています。**うつ状態＝うつ病ではありません**。うつ状態は、通常、時間が経つと自然に回復していきます。うつ状態が1日中続き、時間の経過とともに回復しなかったり、あるいは悪化したり、その他、いくつかの基準にあてはまった場合に、うつ病であると診断されます。

　最近では、新型うつ病や現代型うつ病などと呼ばれ、これまでのうつ病の典型的な症状がみられないうつ病もみられるようになっているといいます。

うつ病の発症

　うつ病を発症させるきっかけ（誘因）として、大切な人との死別・離別、失業や社会的役割・財産など大切なものを失う、病気になるなど、さまざまな喪失体験が挙げられます。転居や結婚、異動、昇格など環境上の変化が誘因となることもあります。発症前に**環境を戻しても、うつ病は改善しません。**

　うつ病の原因は明らかになっていませんが、男性より女性に多いといわれます。性格的には、几帳面、凝り性、責任感が強い、献身的などがうつ病になりやすいとして指摘されています。うつ病では、脳内の神経伝達物質であるセロトニンやノルアドレナリンの働きが悪くな

っていると推測されています。

うつ病の症状・サイン

うつ病に表れるさまざまなサインに早めに気づくことが、早期発見・早期治療につながります。注意すべき点は、日常生活において、いつもと違う状態が続き、本人か周囲の人の生活に支障が出てくる、ということです。

精神面のサイン	抑うつ気分、不安感、焦燥感、意欲の低下、集中力の低下、孤独感、絶望感、罪悪感など
身体面のサイン	倦怠感、疲れやすい、睡眠障害、食欲低下、頭痛、肩こり、めまい、動悸、便秘、下痢など
行動面のサイン（周囲が気づく）	口数が減った、否定的な発言が増えた、遅刻・休みが増えた、ミスが増えた、表情が暗い、身体症状を訴える、趣味をしなくなる、外出しない、交流を避ける、飲酒量が増えたなど

　身体症状が前面に表れ、抑うつ気分が目立たなくなる状態は、うつ症状が身体症状の仮面に隠れているという意味で**「仮面うつ病」**と呼ばれます。

　うつ病の症状は、一般に朝に悪化し、午後から夜にかけて徐々に改善するという日内変動が見られることがよくあります。

　うつ病では、9割近くの人が何らかの不眠症状を伴い、中でも睡眠による休養感の欠如は、最も特徴的な症状と考えられています。また、不眠の症状がある人は、うつ病にかかりやすいということも知られるようになっています。

うつ病の治療と対応

　うつ病の治療は、一般的に、薬物療法、休養、心理療法で行われます。原因を追及せず、回復を焦らず、十分な休養を取ることが重要です。心身ともにリラックスできる環境をつくり、重大な決定は、**できるだけ先延ばし**にするようにします。

　うつ病は、意欲やエネルギーが欠乏している状態なので、「がんばれ」の励ましは、「これ以上がんばれない」と逆効果となってしまうことも多いです。旅行や友だちとの交流など、普段なら気晴らしになる活動も、負担となり症状を悪化させてしまうこともあり、注意が必要です。疲れたら、すぐに休養を促し、様子をみます。

　うつ病の症状に、死への思いがあります。症状が良くなってくると、自殺を実行してしまう危険性が高まるので、**回復期は特に注意が必要**です。

働く世代のうつ病

　出社拒否やアルコール依存などが、うつ病の表現型である場合があります。また、慢性疾患にうつ病を合併することがあり、特にがんにうつ病が合併することが知られています。

　また、失業や多額な負債など経済的な問題が自殺の危険因子となります。

うつ病で入院が必要な場合

　次のような場合は、緊急性が高く、入院の必要があります。

> ①自殺念慮（自殺をしたいと思うこと）が強いとき。
> ②ほとんど食べず、衰弱が見られるとき。
> ③焦燥感（いらいら感）が激しいとき。
> ④外来治療でなかなか良くならないとき。
> ⑤自宅ではゆっくりと静養できないとき。

うつ病セルフチェック（うつ・不安啓発委員会）

２週間以上あてはまる項目をチェックしてみましょう。

> ①毎日のように、ほとんど１日中ずっと気分が沈んでいる。
> ②何に対しても興味がわかず、楽しめない。
> ③毎日のように、食欲が低下、または体重の増減が激しい。
> ④毎晩のように、寝付けない、夜中や早朝に目が覚める。
> ⑤毎日のように、動作や話し方が遅い、またはいらいらしたり、落ち着きが無い。
> ⑥毎日のように、疲れを感じたり、気力がわかない。
> ⑦毎日のように、自分に価値が無い、または申し訳ないと感じる。
> ⑧毎日のように、仕事や家事に集中したり、決断することができない。
> ⑨この世から消えてしまいたいと思うことがある。

医療機関の受診につなげるために

　症状が疑われても、うつ病という病気に対する誤解があったり、うつ病というメンタル疾患にかかっていることを一生懸命否定して、受診を拒否する場合などは、次のようなことをきちんと伝え、理解を促す必要があります。

①弱さや怠けではなく病気であること。
②脳の神経系の病気で、ストレスなどが関係していること。
③誰もがかかる可能性がある病気であること。
④うつ病のサインとは何か。
⑤休養と治療で楽になる可能性が高い病気であること。

Step 2-4

働く世代の自殺

自殺の現状

　我が国の自殺者数は、平成10年以降、14年間連続して3万人を超える状態が続いていましたが、平成24年に15年ぶりに3万人を下回り、3年連続で3万人を下回っています。

　男女別の自殺者数は、すべての年齢階級で**男性の占める割合が高く**、特に20歳代から50歳代までは男性が7割を超えています。40歳代から60歳代の男性で全体の自殺者数の約4割近くを占めている状況です。

　平成10年の急増では、特に男性の25〜74歳の各階級で大きく自殺者が増加しましたが、その後は25〜34歳、35〜44歳の階級は一旦増加した後、近年では減少しているのに対し、45〜54歳の階級は15年を境に大きく減少し、55〜64歳の階級も15年から減少傾向です。

　年齢階級別の自殺死亡率の推移をみると、全体的には40歳代以上では低下傾向にあり、ここ数年は20歳代、30歳代も低下傾向です。

自殺の原因・動機

　全体では、「**健康問題**」が最も多く、次に「**経済・生活問題**」が多くなっています。

　「家庭問題」は男女とも「40歳代」と「50歳代」、「健康問題」については、「60歳代」と「70歳代」が多くなっています。「経済・生活問題」については、男性の方が女性よりも著しく多く、中でも「40歳代」と「50歳代」で多くなっています。「勤務問題」については、「30歳

代」と「40歳代」で多く、男性は「30歳代」と「40歳代」で多いですが、女性は「20歳代」と「40歳代」で多くなっています。「男女問題」は「20歳代」と「30歳代」で多くなっています。

　職業別でみると、自営業・家族従業者は「経済・生活問題」と「健康問題」が多く、被雇用者・勤め人は「健康問題」と「勤務問題」が多くなっています。

自殺未遂の状況

　自殺者の自殺未遂歴の有無では、全ての年齢階級で、自殺未遂歴が「あり」の者の割合は、**女性**が多くなっています。特に、女性20歳代から40歳代では、40％以上の者が自殺未遂歴「あり」となっています。男女別にみると、自殺未遂歴が「あり」の者の割合について男性は30歳代、女性は20歳代が多く、男女とも30歳代以降は年代が上がるにつれてその割合が小さくなる傾向があるといいます。

20歳代の働く若者の自殺

　男性有職者の20歳代の自殺の原因・動機をみると、「うつ病」の後に、「仕事疲れ」「職場の人間関係」が続き、「失恋」を挟み、「勤務問題その他」「仕事の失敗」の順で続いています。男性有職者の全年齢では「うつ病」「身体の病気」、「事業不振」「負債（多重債務）」「負債（その他）」の後に、「仕事疲れ」と「勤務問題」がみられ、20歳代では、「**勤務問題**」による自殺の比率が高い傾向にあるといえます。

　女性有職者の20歳代については、「うつ病」や「その他の精神疾患」の比率が高くなっている他、「その他交際をめぐる悩み」や「失恋」と並んで、「職場の人間関係」や「仕事疲れ」「仕事の失敗」等の「**勤務問題**」があげられています。

20歳代の若者が「勤務問題」に悩んでいることは、自殺者ばかりでなく、若年労働者に全体に共通する傾向でもあるといえるようです。

　職場の同僚や上司が、新入社員や若手職員が抱える悩みに気づき、適切に対処する**ゲートキーパー**の役割を担えるよう、職場において若者を見守る環境を整備していくことが重要です。

ゲートキーパーの役割

　ストレスをためすぎたり、心の不調が長く続くと、日常生活にも支障をきたしてしまいます。心の病気にかかってしまうこともあります。心の病気が自殺という最悪の結果を招いてしまうこともあります。

　ストレスや悩みを抱え込んでしまっている人や、心の病気にかかっていることに気づいていない人、心の不調に気づいていても病気だと自覚していない人に対しては、身近な周囲の人がちょっとした変化にも気づき、早期に手を差し伸べることが重要です。

　気づき、声をかけ、話を聞き、適切な支援に結びつけ、見守る人を、ゲートキーパーと呼び、次の役割があります。

気づき	家族や友人の変化に気づいて声をかける
傾聴	本人の気持ちを尊重して、話にじっくりと耳を傾ける
つなぎ	早めに専門の機関に相談するよう促す
見守り	寄り添いながら、温かくじっくりと見守る

心の支援「りはあさる」

　メンタルヘルス・ファーストエイドによる支援では、悩みを抱えている人など、心の健康に問題を抱えている人への初期支援として、「りはあさる」をあげています。

り	リスク評価	自殺のリスクについて評価します 「死にたいと思っていますか」とはっきりと尋ねてみることが大切です
は	判断・批評せずに聴く	責めたり、弱い人だと決めつけたりしないで、どんな気持ちなのか耳を傾けて聴きます
あ	安心・情報を与える	弱さや性格の問題でなく、支援が必要な状態であること、適切な支援で状況がよくなる可能性があることを伝えます
さ	サポートを得るように勧める	専門機関に相談することを勧めます その際、説得することは適切ではありません
る	セルフケア	リラクゼーション法を実施したり、身近な人に相談したり、自分なりの対処法を試してみることなどを勧めます

自殺未遂者への対応

　自殺未遂者は心理的危機に陥っており、励ましや一般論ではなく、**「TALKの原則」**で、個別的背景やそこに存在する悩みを取り上げること、ねぎらい、温かい対応が必要となります。

- 誠実な態度で話しかける（Tell）
- 自殺についてはっきりと尋ねる（Ask）
- 相手の訴えを傾聴する（Listen）
- 安全を確保する（Keep safe）

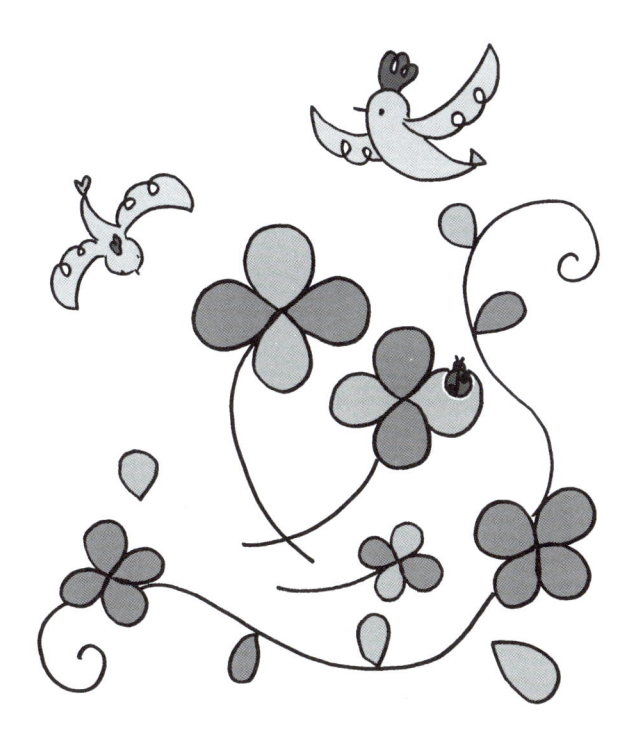

Step2 働く世代のメンタル疾患への対応
理解度チェック

問題 1 統合失調症に関する次の文章で、最も適切なものを1つ選びなさい。

①統合失調症の幻覚では、幻視が多い。
②統合失調症は、病識がないことが多い。
③陽性症状の1つに、感情の平板化がある。
④破瓜型の統合失調症は、予後が良い。
⑤統合失調症の再発に、家族の感情表現は関与しない。

問題 2 睡眠に関する次の文章で、最も適切なものを1つ選びなさい。

①夜中に何度も目が覚める睡眠障害を、入眠障害という。
②睡眠時無呼吸症候群は、やせの人に多い。
③レストレスレッグス症候群は、不眠の原因となる。
④寝酒は睡眠薬代わりになる。
⑤午後の短い昼寝は、作業効率を低下させる。

問題 3 うつ病に関する次の文章で、最も適切なものを1つ選びなさい。

①うつ病は、発症前の環境に戻せば、症状は改善する。
②うつ病は、男性より女性に多い。
③表情が乏しくなるうつ病を、仮面うつ病という。
④うつ病の症状は、夜に悪化する。
⑤うつ病では、励ましてやる気を出させることが大切である。

問題 4 次の文章で適切なものには○を、間違っているものには×をつけなさい。

①自殺者の数は、減少傾向にある。[　]
②40歳代以上の自殺死亡率は、増加傾向にある。[　]
③40歳代では、「男女問題」による自殺が多い。[　]
④自殺者の自殺未遂歴は女性に多い。[　]
⑤ゲートキーパーは、医療や福祉の専門職である。[　]

Step2 Check Answer

働く世代のメンタル疾患への対応
理解度チェック 解答と解説

問題1

① × 統合失調症の幻覚は、幻聴が多いです。
② ○ 統合失調症では、自分が病気であるという認識がないことが多いです。
③ × 感情の平板化は、陰性症状の1つです。
④ × 破瓜型の統合失調症は思春期から青年期に発症することが多く、予後は不良です。
⑤ × 統合失調症では、家族の強い感情表現が再発リスクを高めることが明らかになっています。

問題2

① × 夜中に何度も目が覚めるのは、中途覚醒といいます。
② × 睡眠時無呼吸症候群は、肥満の人に多いといえます。
③ ○ レストレスレッグス症候群は、横になったりじっとしているときに、脚にむずむず感や不快感が生じます。
④ × 睡眠薬代わりの寝酒は、睡眠を悪くします。
⑤ × 午後の早い時刻に30分以内の短い昼寝をすることが、眠気による作業能率の改善に効果的です。

問題3

① × 発症前の環境に戻しても、うつ病は改善しません。
② ○ 原因は明らかになってはいませんが、男性よりも女性に多いといわれます。
③ × 仮面うつ病とは、身体症状が前面に表れ、抑うつ気分が目立たなくなるうつ病をいいます。
④ × うつ病は、一般に、朝に悪化し、午後から夜にかけて徐々に改善する日内変動がみられます。

⑤ ×　うつ病では、励ましは厳禁です。

問題4

① ○　14年連続で3万人を超える状態が続いていましたが、近年は3万人を下回って、減少傾向にあります。
② ×　全体的には40歳代以上では低下傾向にあり、ここ数年は20歳代、30歳代も低下傾向です。
③ ×　「男女問題」は「20歳代」と「30歳代」で多くなっています。
④ ○　特に、女性20歳代から40歳代では、40％以上の者が自殺未遂歴「あり」となっています。
⑤ ×　ゲートキーパーは、気づき、声をかけ、話を聞き、適切な支援に結びつけ、見守る人であり、身近な大切な人のために、だれでも、その役割を果たすことができます。

Part 7

職場におけるメンタルヘルスケア実践

Step 1

メンタル疾患予備群の部下へのアプローチ

　企業では、誰もがメンタル疾患と無関係ではいられないくらい身近な問題となっています。決定的な予防法は確立されていないので、ストレス対策と早期発見・早期対応が重要となります。

メンタル疾患と無関係ではいられない

　メンタル疾患を抱えた労働者は増える一方です。メンタル疾患を抱えた、あるいはメンタル疾患が疑われる労働者に、どのように対応するかという問題は、もはや**特定の立場にある人だけ**が考えればいいというわけにはいきません。企業に勤めていれば、最近まで元気に働いていた隣の同僚が、いつメンタル疾患にかかってもおかしくないですし、また自分自身がメンタル疾患を抱えることもあります。

　メンタル疾患で休業する労働者が発生した職場では、他の同僚のモチベーションやモラルが低下する恐れもあります。病気休業から職場復帰、さらに通常就労が可能となるまでは長期間を要するため、会社はもちろん、同僚の負担も大きなものになります。

メンタル疾患の特性を考慮した取り組みの必要性

　残念ながら、身体疾患に比べて、メンタル疾患への対応は依然として非常に遅れているといえるでしょう。身体疾患のように、発症予防や早期発見・早期治療のシステムが確立しているとはいえません。メンタル疾患の特性上、身体疾患と同様の考え方では効果的なシステムを構築するのは難しいでしょう。**メンタル疾患の特性**を十分に考慮し

た新たな取り組みが必要になっているのです。

早期発見・早期治療

　メンタル疾患の予防方法は、残念ながら決定的なものはありません。もちろん、ストレスに気づく、過剰なストレスを避ける、上手にストレス解消を図る、睡眠をきちんととる、疲労を翌日に残さない等々、メンタル疾患の誘因あるいは原因となりそうなものを避けることは有効でしょう。しかしながら、現実の社会で生活していれば、好むと好まざるとにかかわらずにそれらは避けられないものです。また、メンタル疾患はストレスを減らしたからといって予防できるものでもありません。一般的なストレス対策は発症予防として有効であるとしても、やはり実際に重点を置くべきは、現時点では**早期発見・早期治療**ということになるでしょう。

メンタル疾患への対応の原則を押さえよう

　あなたが管理監督者であれば、メンタル疾患が疑われる人がいた場合に、どんな風に対応すればよいかを知っておくことはとても役に立つことです。これから述べる方法は、管理監督者でなくても、たとえば家族や友人であっても実際に役に立つものです。メンタル疾患というと、とにかくかかわらないようにする人も多いようですが、それでは問題がますます大きくなってしまい、解決するのにかえって何倍もの時間と労力が必要となってしまうのです。

　メンタル疾患を抱えた人にどのように対応するかは、最終的にはケースバイケースということになってしまいますが、対応にはいくつかの原則があります。その**原則を押さえながら**、**適切なタイミング**できちんと対応することが大切です。

Step 1-1

日頃からのコミュニケーションによる予防

"聴く"ことは"与える"こと

聞くことは、一般的には受け身の行為として考えられています。しかし、"聴く"ことや"聴き入る"ことは、相手に何かを**"与える"積極的な行為**なのです。

では、聴くことで何を与えることができるのでしょうか？

聴くことによって、話をした相手は、自分の心の内面を理解してもらい受け入れてもらったという経験をします。聴いてもらった相手は自尊心を回復させ、自分の存在価値を確認することができます。

自分の問題を整理してもらい、客観視できたことで、自分で自分の問題を解決しようとする勇気と力を感じることができるのです。

どのくらい聴けばいいのか？

それでは、どのくらい聴き入ればいいのか。答えは「相手が十分に自分をわかってもらったと感じるまで」あるいは「**相手が十分に"聴き入って"もらったと思うまで**」です。

逆に言えば、聴き入ることができていない人は、「こちらが十分に話を聴いてあげたと感じる」までしか聞いていないことが多いのです。自分では「もう1時間も話を聴いてあげた」と思っていても、相手は「もう1時間も事情聴取された、詮索された、説教された、自慢話をされた」などと感じていることも多いものです。

また、こちらに聴き入る準備ができているつもりでも、相手はまったく話す気持ちになっていない場合もあります。そんなときは、「話を

したくない気持ち」から理解して、そこについて聴き入ることも可能です。

　私たちはどうしても黙って聴き入ることができずに、「先読み」「深読み」「原因探し」などをしてしまいます。「先読み」は**早とちり**に、「深読み」は**読み間違い**に、「原因探し」は**決めつけ**になってしまいます。

具体的な話の始め方

　最初は、ごく普通の世間話から入っても良いですし、仕事の調子や体調をさりげなく尋ねるのもいいでしょう。普段からよく挨拶を交わし、コミュニケーションが良好であれば、余計な前置きはいらないかもしれません。相手があまりかしこまらないように、またあまり軽い調子にもならないように、少し話をしたいことを伝えます。

　毎朝必ず、気持ち良く「おはようございます」と挨拶しているだけで、次の会話を始める心理的なハードルはとても低くなるものです。

　仕事に追われていると、つい毎日の当たり前の挨拶もおろそかにしがちです。今更ながら、**普段の挨拶**がいかに重要であるかを認識していただきたいものです。

話をすることが第一歩

　一度や二度話したからといって、最良の解決策が見つかるとは限りません。話をするのは、これから状況を良くしていくための**第一歩**に過ぎません。解決を焦らず、状況を把握し整理できれば十分と考えましょう。問題解決とは、多くの場合、**問題整理**のことを指していることも多いのです。問題解決をしていくための協力者であることが相手に伝わることが大切です。

最初から決めつけないこと

　部下の心身の不調が疑われているのなら、「もし話したくなければ構わないけれど、何かつらいことや困っていることがあれば、心配なので話を聴かせてもらえないか」というようなことを、決して高圧的な態度にならないように注意しながら尋ねます。

　ある程度原因が推測されるような場合は、「〜の件ではだいぶ苦労しているようだけど」「〜の件ではすごくがんばっていて感謝しているんだけど」などと、本人の苦労や努力をねぎらう気持ちがあることを伝えます。

　相手が何か問題を抱えているとか、何か心身に不調をきたしているとか、最初から決めつけるのは良くありません。むしろ、「何も困っていないのにこんな風に話をしてかえって迷惑に感じるかもしれないけれど」「もし何もなければそれに越したことはないけれど」などと断り、話をすること自体に**相手が負担を感じないよう**に配慮します。

理解・共感を示しても同意する必要はない

　何を話してもいいという安心感が得られると、相手は予想以上に饒舌になっていろいろな不満や不安についてとめどなく述べるかもしれません。時には、相手の一方的な不満や自己中心的な考えが述べられることもあるでしょう。相手の思い込みや偏見が語られることもあるでしょう。どう考えてもとても同意できないような意見が述べられることもしばしばあるでしょう。

　しかし、ここで相手の話を遮ったり、頭ごなしに批判したりするのは控えましょう。同意できなければ、**同意せずにただ聴き入り**ましょう。相手の話に理解・共感を示しても、必ずしも同意を示す必要はありません。聴き入る段階では、相手の考えが正論かどうか判断する必

要はないのです。ただ、相手がどのような気持ちでいるかを理解することができればいいのです。解釈や批判を述べる必要を感じたとしても、それは聴き入って理解した後でいいのです。

問題を整理する

相手の気持ちを理解したら、起こっている問題を整理してみましょう。いつ頃から、どんなことで、どの程度困っているのかを整理するのです。この段階に達すると、こちらが何か特別なアドバイスや指示を出さなくても、相手の中に自分自身で問題を解決しようという気持ちが生まれていることがよくあります。理解されたと感じるだけで、相手の内部から**問題解決のための力**がわいてくるのです。

聴く側のストレス

話す側は、相手を自分の思い通りに操作しようとしたり、本心を隠そうとしたり、大袈裟に誇張して言ったりするので、聴く側はそれに巻き込まれないように注意しなければなりません。特に、感情的に巻き込まれないようしましょう。相手の怒りや悲しみに聴く側が動揺してしまうと、冷静な対応ができなくなってしまいます。

ただ、聴く側も人間ですから動揺せずに聴き入ることは難しいこともしばしばあります。もし聴く側が感情的に巻き込まれて動揺したとしても、それを客観視できていることが重要なのです。

相手が素直に自分の感情を話してくれたとしても、抑うつ、絶望、不安、緊張、自殺念慮（自殺願望）などを抱いている人とかかわる場合、それがかかわる側の心理的負担となることは避けられません。聴く側には聴く側のストレスがあることを認める必要があります。聴く側も**自分のストレスへの"気づき"**が大切なのです。

Step 1-2

トラブルの早期発見・早期対応

職場内のトラブル

　職場でのいじめ・嫌がらせ、暴行などのトラブルで、うつ病などを発症し、労災認定されるケースがあり、年々増加傾向にあるといいます。
　総合労働相談コーナーに寄せられる**「いじめ・嫌がらせ」**に関する相談も年々増加し、相談内容の中でトップとなっているといいます。
　厚生労働省が行った実態調査によると、パワーハラスメントを受けたことがある人は、回答者全体の4分の1を占め、勤務先でパワハラをみたり、相談を受けたことがある人は、約3割でした。パワハラの内容としては、**「精神的な攻撃」**が際立って多いようです。

パワハラの実態

　企業に寄せられるパワハラ相談について、当事者関係をみると、「上司から部下」「先輩から後輩」「正社員から正社員以外」といった、**立場が上の者から下の者へのパワハラ行為**がほとんどです。
　パワハラが発生している職場の特徴は、「上司と部下のコミュニケーションが少ない職場」が、5割を超えて最も多くなっています。その他、「正社員や正社員以外などさまざまな立場の従業員が一緒に働いている職場」「残業が多い／休みが取り難い」「失敗が許されない／失敗への許容度が低い」が続いています。
　パワハラが職場や企業に与える影響については、「職場の雰囲気が悪くなる」「従業員の心の健康を害する」が9割を超えて高くなっています。8割を超える企業で、パワハラを受けた社員にメンタル面での問

題が生じていると認識しているという結果もあります。

いじめ・嫌がらせをする上司

　いじめ・嫌がらせをする上司の典型的な例として、次のようなタイプがあげられます。
①力を誇示することで部下を服従させるタイプ
②自分が正しいことを自分や他人に納得させようとするタイプ
③自らのストレスを部下に「あたる」ことで解消しようとするタイプ
④能力の低い部下に対する接し方がわからないタイプ
⑤企業の風土を背景としたタイプ

注意すべき言動例

- 部下に対して「こんな間違いをするやつは死んでしまえ、お前は給料泥棒だ」などと暴言を吐く
- 上司が具体的な指導をせずに、「君の○○が下手なのは、性格のせいだ」などと言う
- 部下のミスを執拗に非難したり、皆の前で大声で長時間叱責する
- 自分の意向と違う意見に対し、意に沿った発言をするまで怒鳴りつけたり、また、自分のミスを有無を言わせず部下に転嫁する
- 大量の業務を未経験の部下に命じて期限内の処理を厳命するなど、実現不可能な業務を強要する
- 平日に実施可能な仕事にもかかわらず、休日出勤を命じ、自らも出勤して部下の仕事のチェックや打ち合せを行う等、無駄な業務を指示する
- 部下を無能な人間であると根拠なく決めつけ、何の説明も無くその役職に見合った仕事を与えない
- 部下に対して、特段の事情もないのに、繰り返して弁当を買いに行かせたり、週末に家の掃除をさせたりする等の私用を命じ、断ると仕事上のペナルティをちらつかせる
- 部下の私生活（住宅の購入等）をねたみ、「転勤させるぞ」などと執拗に干渉する

上記の言動の全てが直ちに「いじめ・嫌がらせ」に該当するものではありません。「いじめ・嫌がらせ」は、言動が行われた状況等も踏まえて判断する必要があります。

職場のいじめ・嫌がらせによるメンタル不調への対応例

ケース1

ストレスをかかえる上司からのいじめ・嫌がらせや、メンタルヘルス不調者へのいじめ・嫌がらせ。

上司自身がメンタルヘルス不調のため、イライラしてささいなことで部下を強く叱責したり、部下のメンタルヘルス不調による仕事の効

率の低下や遅刻・突発休暇の増加を、本人の資質の問題と考えて強く叱責して、結果的にいじめになるような例があります。

対応策

日頃から、ストレスへの気づきの機会の付与、メンタルヘルス不調の早期発見、心の健康問題の正しい知識の付与等のための教育・研修が必要です。

ケース2

上司の理解不足からくるいじめ・嫌がらせ。

昔であれば、先輩・上司による「厳しい指導」とされたような言動が、時代の変化や労働者の意識の変化とともにいじめ・嫌がらせとなり得ることがあります。一方、若い労働者がいじめ・嫌がらせと感じることが、実はそうではないということもあり得ます。

対応策

管理監督者や部下に対する意識改革のための教育が重要となります。

ケース3

メンタルヘルス不調に伴う被害者意識の発生。

病状によっては、①他罰的傾向があったり、②自尊心が強かったり、③拒絶に対する過敏性などがあり、通常の職場の人間関係に適応できず、(実際にはいじめ・嫌がらせではないにもかかわらず)本人がいじめ・嫌がらせを受けたと感じることがあります。

対応策

このような労働者に対しては、上司、同僚など職場側は、①本人の状態を理解して否定的な感情を抑え、②本人の問題行動については(叱責ではなく)指導・修正させるとともに、③人間的な成長を促す指導・教育が重要となります。

以上、パンフレット「職場における心の健康づくり～労働者の健康の保持増進

のための指針〜」（厚生労働省・独立行政法人労働者健康福祉機構）より

パワハラ問題解決・予防の取り組み

　職場のパワーハラスメントをなくすためには、1人ひとりがパワハラとは何か、何が問題となるのか、をよく理解することが必要です。

　管理監督者は、自分がパワハラ行為をしないことはもちろん、部下にもさせないように管理する必要があります。必要以上に管理したり強制したりすることが、逆にパワハラとなってしまうこともあり得るので注意が必要ですが、適正な指導を行うことをためらってはいけません。

　上司と部下というのは立場の問題であって、**役割**です。1人ひとりは、人格を持った存在として、**対等**であり、尊重されなければなりません。

　こうした気持ちを持って、**積極的にコミュニケーションをとる**ことが、パワハラ予防につながります。

Step 1-3

早期受診による悪化防止

初期症状の発見

　メンタル疾患を抱えた労働者を早期発見および早期治療するためには、何が最も重要でしょうか？　メンタル疾患を発症しましたと自分から申告する人はまれです。メンタル疾患は目に見えにくいものですので、最初は誰にも気づかれず、しばしば本人もわからないまま発症していきます。真の意味での早期発見は非常に困難なことです。また、通常の社会生活あるいは家庭生活を送っていれば、ある程度のストレスを感じたり、何らかのトラブルに巻き込まれたりするものです。それに対して、メンタル疾患の初期症状に類似した症状が起こることは心身の自然な反応です。

　ちょっと気分が落ち込んでしまった、寝付きが悪くなった、集中力がない、人の目が気になる、仕事を辞めたくなった、外出できなくなった、突然動悸がした、めまいがした……等々、すべてメンタル疾患の初期症状かもしれませんし、それだけで終わってしまう軽い一過性のストレスによる反応かもしれません。また、どの程度のものがどの位の期間持続すれば病気と呼ぶべきなのかを判断する基準も、専門家の間では一応決まってはいますが、どちらとも言えない**グレーゾーン**は存在して、判断に迷うことも珍しくありません。しかし**何かおかしいな**と思ったときに、きちんと対応することが大切です。

客観的情報を収集する

　何らかの症状や問題がみられた場合、まずは本人を取り巻く状況を

把握し、それらを整理します。症状や問題といっても、どのような経路でそれが発覚したかをきちんと把握します。メンタル疾患が疑われるような状況であっても、単に小さなトラブルが誇張されて伝わっただけかもしれません。

いわゆる5W1Hで、誰が（who）、何を（what）、いつ（when）、どこで（where）、なぜ（why）、どのように（how）言ったのかを明らかにしないうちは、得られた情報を鵜呑みにしてはいけません。冷静に、できるだけ**客観的に詳細な情報**を収集することに努めましょう。

どのような状況なのかがはっきりしない段階で、動揺してしまい憶測だけで慌てて行動しないようにしましょう。

得た情報を不用意に関係のない人に話したり、本人に確かめようとしたりして、かえって状況をこじらせてしまうことがあります。情報がきちんと集められるまでは、先入観を持たずに、客観的に自分の立場で集められるだけ情報を集めましょう。特に伝聞による情報には注意が必要です。メンタル疾患に関連した情報は、どうしても脚色されて大袈裟に伝わりがちです。また、誰でも自分を庇おうとして、相手のことを必要以上に、さも問題があるかのように悪く言うことがあります。情報を集めたとしても、それらの実態や背景を知らないうちは**安易に評価を下さない**ようにしてください。

受診を勧める前に

職場で何らかの問題が発生したとします。いずれにしても、十分な情報を収集して、客観的な視点から事実確認をした後に、本人が何らかのメンタル疾患にかかっている可能性が疑われたとします。

全体的な状況が把握できた後に、本人にアプローチするのですが、まずは本人の感情や考えを理解していきます。きちんと本人の話に聴き入ることによって、管理監督者あるいは産業保健スタッフと本人との

間に信頼関係が生まれてきます。

　精神科への受診を勧める前に、この**信頼関係を築くこと**は将来的にもとても重要なことです。自分のことをわかってもらっていない人に、「精神科へ行け」と言われたらどんな気持ちがするか容易に想像できるでしょう。

　実際に本人との信頼関係を築きながら、本人の問題点についてまず事例性として整理していきます。事例性を整理するときは、客観的な事実について冷静に評価します。その上で、どのような事例性の陰にどのような疾病性があるのかを考えてみます。

　管理監督者は産業保健スタッフと連絡を取り合います。精神科の専門家がいれば必ず相談します。そして、さらに情報を収集・整理して、事態をしっかりと把握します。管理監督者は、産業保健スタッフから適切な対応方法や注意点などに関する情報を得ます。

疾病性に関する基本情報を整理する

　疾病性に関する基本的な情報としては、4つのポイントがあげられます。

> ①睡眠状態（入眠時刻、覚醒時刻、中途覚醒や早朝覚醒の有無、睡眠時間数、日中の眠気の有無等）
> ②食欲・体重変化（食事回数、食事内容、体重の増減等）
> ③身体的症状（疲労感、頭痛、胃痛、腹痛、下痢、肩凝り等）
> ④精神的・心理的症状（抑うつ感、不安感、緊張感、意欲低下、集中力低下、喜び・興味の低下等）

　この4つのポイントから、事例性の背景にある疾病性について判断していきます。これら4つのポイントによって、健康に活動するための機能が正常に働いているかどうかがわかります。これらをすべて把

握する必要はありません。疾病性についてあまり詳細に把握しようとすると、病気探しをされているという**不信感**が生まれてしまいます。あくまで、事例性をきちんと整理する中で、本人の心身の調子を心配する態度を保ちながら、これらの疾病性を疑わせるものがないかどうかを把握するのです。そして、どれか1つでも問題がありそうであれば、それが医療機関の**受診を勧めるポイント**になるでしょう。

受診の勧め方

　受診を勧めるべきポイントと思われる症状や問題があった場合は、「何もないとは思うが、検査をして何もないことを確認することにも意味があるのではないか」「診察を受けたり検査したりすることで、症状が悪くなるということはないのではないか」などのように、医療機関への受診を勧めるのがいいでしょう。

　メンタル疾患が疑われた場合には、精神科あるいは心療内科の外部医療機関への受診を勧めることになります。産業保健スタッフがいれば、特に産業医との面談が可能であれば、産業医を通して外部医療機関へ紹介するようにします。「ある程度以上のストレスがかかれば、心や体に何らかの異常が出ること自体は正常な現象ではないか」「ストレスを減らす工夫をすれば、症状が良くなっていくのではないか」「メンタルの問題は1人で悩むとかえってこじらせるので一度専門家に相談してみてはどうか」「いろいろ話して整理すれば少しは楽になるだろうし、精神科とはそういう場所ときいている」等々が考えられます。

　大切なのは、誰にでも起こりうる症状であり、対応する専門の医師がいることをわかってもらうことです。メンタル疾患においても**ノーマライゼーション**は極めて重要です。どんな状態であっても、さらに良い状態になれる可能性があり、そのために精神科や心療内科を受診することも普通にありうることなのだという考え方は非常に大切です。

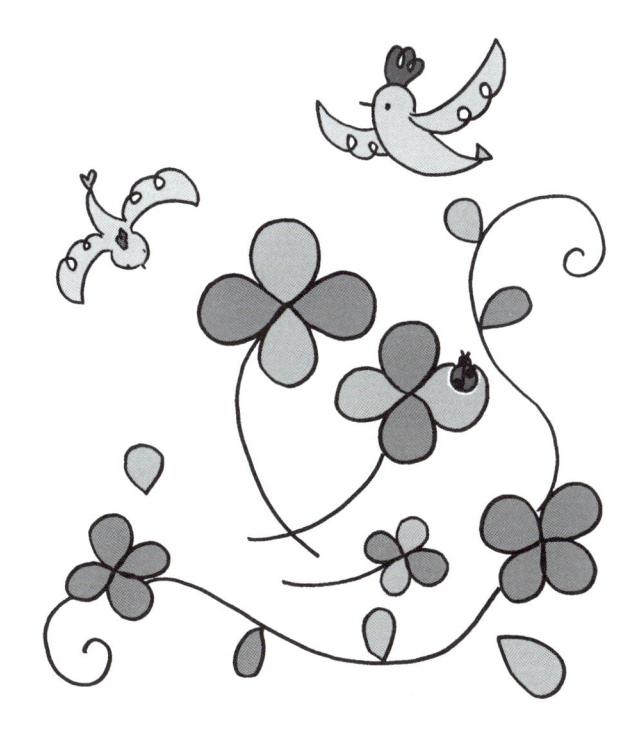

| Part 1 現代社会とストレス |
| Part 2 ストレスに強くなる |
| Part 3 職場におけるコミュニケーション |
| Part 4 自宅でできるリラクゼーション |
| Part 5 職場におけるメンタルヘルス対策 |
| Part 6 起こり得る心の病とその予防 |
| Part 7 職場におけるメンタルヘルスケア実践 |

Step 1-4

病識のないケースへの対応

病識とは

　"病識"という言葉は、一般には"病気であるという意識"という意味に用いるようですが、医学的には自分の病名や重症度、治療方法などについて正しい認識を持っていることという意味になるかと思います。"病感"という言葉もありますが、"病気であるという感じ"であって、"病識"ほど病気のことは客観視できていないが、何となく自分が病気であると感じていることです。

　メンタル疾患への対応ではこの**病識の有無**が極めて重要です。

　病識がなければ、メンタル疾患によって周囲に迷惑をかけていても、また自分がつらい思いをしていても、「自分は病気ではない」と診察や治療を拒否されてしまうからです。メンタル疾患に対する理解が進み、偏見が減ってきたとはいえ、「メンタル疾患が疑われるから精神科医を受診せよ」といきなり言われたら激しく反発されるでしょう。

　病気のことを良く理解して自ら積極的に治療を受けているケースや、通院の必要性は認めていても薬を飲もうとしないケースなど、病識にもいろいろな段階があって、**本人がどの程度病識があるか**ということをわかっておくことが大切です。

　一般的に、統合失調症や重症のうつ病では病識が希薄です。特に、自殺念慮があるケースでは病識がないことが多いようです。「自殺をしたいと思うことも病気の症状の一部である」という病識を持つことができれば、自殺を思いとどまる可能性が高くなりますので、病識の有無は時にメンタル疾患の将来に大きな影響を与えるのです。

病感を足がかりに

　病識がないと思われる場合であっても、すべての患者さんが診察や治療を拒否するわけではありません。病識が欠如していても、多少の病感があるものです。自分でつらい症状があって、もしかしたらメンタル疾患のせいかもしれないと感じ、それを強く恐れているからこそ、メンタル疾患を強く否定することも多いのです。自分の病気を認めたくない気持ちは、メンタル疾患であっても身体疾患であっても同じです。それが重症であればあるほど、認めたくない気持ちが強くなるのも仕方のないことかもしれません。

　しかし、それはメンタル疾患に対する偏見による場合も多いのです。つまり、メンタル疾患はかかったら大変な病気というイメージが強すぎるため、その事実を受け入れようとしないのです。

　病識のないケースであっても、何らかの病感があるものなので、まずはその**病感に対してアプローチする**のがいいでしょう。

　大抵の場合、患者さん自身はいろいろな症状のつらさに加え、**孤立感**や**疎外感**を持っているものです。自分の状況を理解して共感してくれる人の勧めであれば、試しに病院を受診してみよう、精神科医あるいは心療内科医に会ってみようという気持ちになれるかもしれません。

　もちろん、「何も困っていないから余計なお節介は結構です」と門前払いということもあるでしょうが、誰にでもそういうことはあり、早いうちに対処した方が得策かもしれないというだけで十分なのです。

統合失調症の場合

　統合失調症では、幻聴や妄想がみられますが、ほとんどの場合、本人はそれを病気のせいだとは思っていません。本人にとっては、実際に聞こえているのであり、また実際に被害を受けているのと同じこと

なので、それを病気のせいと指摘すれば、本人の考えを否定することになってしまいます。

治療が開始されたとしても、精神科医は幻聴や妄想が病気のせいだとはあまり言いません。

「そんな声が聞こえたらさぞつらいでしょう」「そんな嫌がらせをされたらとてもストレスに感じるでしょう」「そんなにつらいことがあったら夜もよく眠れないでしょう」「いろいろなことが気になってとても疲れているでしょう」などと、本人が病感を持てる部分に働きかけるのです。そして、苦痛、過敏、イライラ、不安、ストレス、不眠などを改善するためのお薬を飲んでみませんかと薬物療法を勧めます。

薬物療法によって、幻聴や妄想がすっかり良くなってしまうことも珍しくありませんが、治った後でも、あなたの困っていたことは幻聴あるいは妄想だったんですよとは言いません。治った後でも本人にとっては事実なので、やはり本人を否定することになりかねないからです。病識を持てないこともある意味、症状の一部ですので、それはそのまま受け入れるしかありません。それは説得して修正できるものではないのです。メンタル疾患であることを受け入れるにはそれなりのプロセスが必要です。安易に病気について指摘するのではなく、まずは本人が実際に**困っていることだけに焦点を当てる**ことで、本人のプライドを傷つけずに治療へ導入することができるのです。

関係者の連携

病識のないケースでは、通常のメンタル疾患以上に関係者の連携が重要となります。自分で病気と思っていなければ、症状や問題があっても産業保健スタッフとかかわりを持とうとはしません。メンタル疾患が疑われるからといって、管理監督者はただ医療機関を受診するように促すだけでは不十分です。

病識がない場合は、関係者の意見を一枚岩にしておくこと、そして本人と関係者が**信頼関係を築くこと**がキーポイントとなります。そのためには、関係者が相互に連絡を取り合い、意見が一致するまでは、あまり慌てて行動しないことです。じっくりと時間をかけられないケースもありますが、本人との信頼関係を損なわないように注意します。

病識がなくても困っていることはあるので、関係者は病気ではなく困っていることの相談には乗るという姿勢を崩さないことです。最初は病気という認識が弱くても、適切な治療を継続して受けてもらうことが大切です。病識が希薄だと治療は些細なことで中断されてしまいやすいので、関係者は「通院や服薬などの治療は必要である」という点で特に意見が一致していなければいけません。管理監督者は産業保健スタッフと連絡を取り合い、本人に治療の必要性に関する説明をどのようにしたらよいかなどについてよく知っておく必要があります。

家族の協力

統合失調症や躁うつ病では、基本的に薬物療法が絶対に必要となるので、とにかく服薬を継続することが肝要です。病識が希薄だと服薬を中断しやすいので、服薬を継続するには**家族の協力**がとても大切です。

しかし、家族もメンタル疾患への理解が乏しかったり、メンタル疾患であることを受け入れようとしなかったりすることもよくあります。家族に対しても、単に病名を告げるのではなく、本人の症状や問題点について具体的に説明して、さらにその対応方法などについても理解してもらうことはとても大切です。

家族の対応が悪いと、メンタル疾患が**再発する割合が高い**というデータもあります。可能であれば、本人の同意を得た上で、主治医や産業保健スタッフが**家族と面談する機会**を作るのも良いことです。も

ちろん、産業保健スタッフに精神科の専門家がいない場合は主治医と産業保健スタッフあるいは管理監督者が連携を取る必要があるでしょう。

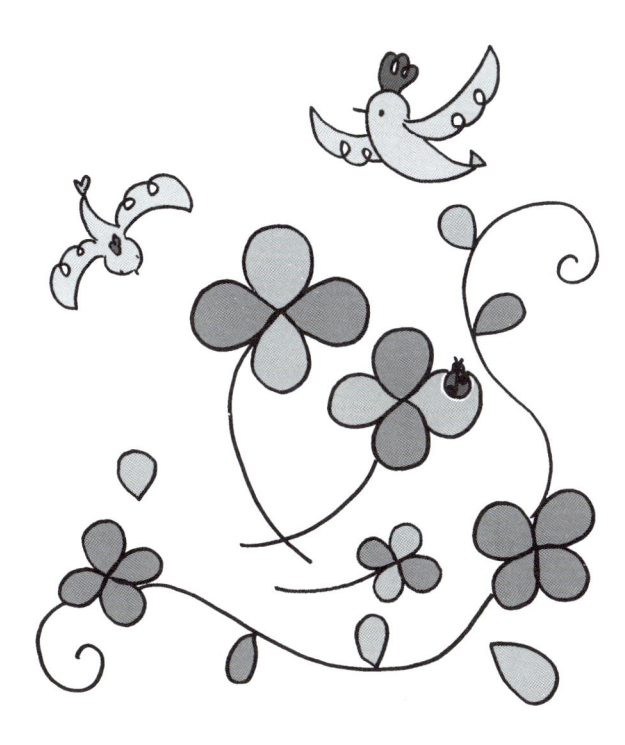

Step1 メンタル疾患予備群の部下へのアプローチ
理解度チェック

問題 1 部下の相談への対応に関する次の文章のうち、最も適切なものを1つ選びなさい。

① "聴く"行為は受け身の行為である。
② 原因探しをしながら聴く。
③ 1度や2度話しても、最良の解決策は見つからない。
④ 相手の話に同意する必要がある。
⑤ 聴く側のストレスは考慮しない。

問題 2 パワーハラスメントの実態調査に関する次の文章で、適切なものには○を、間違っているものには×をつけなさい。

① パワーハラスメントを受けたことがある人は、約1割であった。[ ]
② パワハラを勤務先でみたり、相談を受けたことがある人は、約2割であった。[ ]
③ パワハラの内容としては、「身体的な攻撃」が多い。[ ]
④ 企業に寄せられるパワハラ相談の当事者関係は、立場が上の者から下の者へのパワハラ行為が多い。[ ]
⑤ パワハラが発生している職場の特徴は、「上司と部下のコミュニケーションが少ない職場」が最も多い。[ ]

問題 3 疾病性に関する基本的な情報の4つのポイントをあげなさい。

[   ] [   ] [   ] [   ]

問題 4 次の文章のうち適切なものには○を、間違っているものには×をつけなさい。

① 統合失調症では、病識が希薄である。[　]
② 病識がなければ、病感もない。[　]
③ 統合失調症では、幻聴が病気のせいであると指摘することが有効である。[　]
④ 病識がない人は、困っていることはない。[　]
⑤ 統合失調症では、服薬の継続が重要である。[　]

Step1 Check Answer

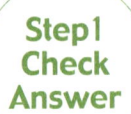

メンタル疾患予備群の部下へのアプローチ
理解度チェック 解答と解説

問題1

① × "聴き入る"ことが相手に何かを与える積極的行為となることもあります。
② × 原因探しは、決めつけになってしまうので、ただ、話に聴き入ります。
③ ○ 話をすることが第一歩であると捉えます。
④ × 共感することは必要ですが、必ずしも同意するというものではありません。
⑤ × 聴く側にも大きな心理社会的ストレスがあることに注意します。

問題2

① × 回答者全体の4分の1を占めています。
② × 勤務先でパワハラをみたり、相談を受けたことがある人は、約3割です。
③ × 「精神的な攻撃」が際立って多いです。
④ ○ 「上司から部下」「先輩から後輩」「正社員から正社員以外」といった、立場が上の者から下の者へのパワハラ行為がほとんどです。
⑤ ○ その他、「正社員や正社員以外など様々な立場の従業員が一緒に働いている職場」、「残業が多い／休みが取り難い」、「失敗が許されない／失敗への許容度が低い」が続いています。

問題3

[睡眠状態][食欲・体重変化][身体的症状][精神的・心理的症状]
事例性の背景にある疾病性を判断するため、健康に活動するための機能が正常に働いているか、情報を収集します。

問題4

① ○ 特に、自殺念慮があるケースでは、病識がないことが多いです。
② × 病識がなくても、何となく病気かもしれないという病感があるものです。
③ × 病識がないことが多いので、病感を持てる部分にアプローチし、薬物療法につなげます。
④ × 病気であると思っていなくても、困っていることはあり、相談に乗ることが求められます。
⑤ ○ 服薬の継続には、家族の協力が重要です。

Step 2

メンタル疾患からの職場復帰支援

　厚生労働省により「心の健康問題により休業した労働者の職場復帰支援の手引き」が作成され、職場復帰支援の5つのステップが示されています。

改訂版「職場復帰支援の手引き」

　改正労働安全衛生法等により衛生委員会又は安全衛生委員会の付議事項として「労働者の精神的健康の保持増進を図るための対策の樹立に関すること」が義務づけられるとともに、「労働者の心の健康の保持増進のための指針」が制定され、職場復帰支援プログラムの策定等を始めとする職場復帰における支援について示された状況等を踏まえ、中央労働災害防止協会に「心の健康問題により休業した労働者の職場復帰支援のための方法等に関する検討委員会」を設置し、検討を重ね、2004（平成16）年に作成された「手引き」の改訂版が、2009（平成21）年に取りまとめられました。

休業前の段階

　円滑な職場復帰を行うためには、**職場復帰支援プログラム**の策定や関連規程の整備等により、休業の開始から通常業務への復帰までの流れを明確にすることが重要であることから、これらを基本的考え方として示しています。

病気休業開始及び休業中の段階

　休業中の労働者が不安に感じていることに関して十分な情報提供や

相談対応を行うことや、職場復帰支援に関する公的制度等を利用する方法等についての情報を提供することなどが示されています。

職場復帰の決定までの段階

　主治医による職場復帰の判断は、職場で求められる業務遂行能力まで回復しているか否かの判断とは限らないこと、より円滑な職場復帰を図る観点から、主治医に対し、あらかじめ職場で必要とされる業務遂行能力の内容や勤務制度等に関する情報提供を行うこと、職場復帰前に「試し出勤制度」を導入する場合は、人事労務管理上の位置づけ等についてあらかじめ**ルールを定めておくこと**が示されています。

職場復帰後の段階

　心の健康問題を抱えている労働者への対応はケースごとに柔軟に行う必要があることを踏まえ、主治医との連携を図ること、職場復帰した労働者や当該者を支援する管理監督者、同僚労働者のストレス軽減を図るため、職場環境等の改善や、職場復帰支援への理解を高めるために教育研修を行うことが示されています。

実際の職場復帰支援

　実際の職場復帰支援では、**職場復帰支援プログラム**に基づき、支援対象となる個々の労働者ごとに具体的な職場復帰支援プランを作成します。その上で、労働者のプライバシーに十分配慮しながら、事業場内産業保健スタッフ等を中心に、労働者、管理監督者が互いに**十分な理解と協力**を行うとともに、主治医との連携を図りつつ職場復帰支援を行います。

Step 2-1

職場復帰支援の流れ

5つのステップ

　職場復帰支援の流れは、病気休業開始から職場復帰後のフォローアップまでの次の **5つのステップ** からなっています。手引きを参考にしながら、個々の事業場の実態に即した職場復帰支援プログラムを策定することが重要です。

〈第1ステップ〉病気休業開始及び休業中のケア

- ア　病気休業開始時の労働者からの診断書（病気休業診断書）の提出
- イ　管理監督者によるケア及び事業場内産業保健スタッフ等によるケア
- ウ　病気休業期間中の労働者の安心感の醸成のための対応
- エ　その他

〈第2ステップ〉主治医による職場復帰可能の判断

- ア　労働者からの職場復帰の意思表示と職場復帰可能の判断が記された診断書の提出
- ア　産業医等による精査
- ア　主治医への情報提供

〈第3ステップ〉職場復帰の可否の判断及び職場復帰支援プランの作成

ア 情報の収集と評価
ア　労働者の職場復帰に対する意思の確認
イ　産業医等による主治医からの意見収集
ウ　労働者の状態等の評価
エ　職場環境等の評価
オ　その他

イ 職場復帰の可否についての判断

ウ 職場復帰支援プランの作成
ア　職場復帰日
イ　管理監督者による就業上の配慮
ウ　人事労務管理上の対応
エ　産業医等による医学的見地からみた意見
オ　フォローアップ
カ　その他

〈第4ステップ〉最終的な職場復帰の決定

ア　労働者の状態の最終確認
イ　就業上の配慮等に関する意見書の作成
ウ　事業者による最終的な職場復帰の決定
エ　その他

〈第5ステップ〉職場復帰後のフォローアップ

ア　疾患の再燃・再発、新しい問題の発生等の有無の確認
イ　勤務状況及び業務遂行能力の評価

ウ　職場復帰支援プランの実施状況の確認
　エ　治療状況の確認
　オ　職場復帰支援プランの評価と見直し
　カ　職場環境等の改善等
　キ　管理監督者、同僚等への配慮等

職場復帰支援に当たって留意すべき事項

　職場復帰支援に当たっては、特に以下の点について留意する必要があるとしています。
- 心の健康問題の特性として、健康問題以外の観点から評価が行われる傾向が強いという問題や、心の健康問題自体についての誤解や偏見等解決すべき問題が存在していることに留意の上、心の健康問題を抱える労働者への対応を行う必要があること。
- 事業場においては、計画的にストレス及びメンタルヘルスケアに関する基礎知識や心の健康問題に対する正しい態度など、メンタルヘルスケアを推進するための教育研修・情報提供を行うことが重要であること。
- 職場復帰支援をスムーズに進めるためには、休業していた労働者とともに、その同僚や管理監督者に対する過度の負担がかからないように配慮する必要があること。
- 家族の理解や協力も重要であることから、家族に対して必要な情報を提供する等の支援が望まれること。

手引き適用にあたっての留意点

　対象とする労働者は、心の健康問題で休業した全ての労働者ですが、第3ステップ以降の職場復帰に関しては、医学的に業務に復帰するの

に問題がない程度に回復した労働者（軽減又は配慮された一定レベルの職務を遂行でき、かつ、想定される仕事をすることが治療上支障にならないと医学的に判断されるもの）を対象としています。

　基本的な記述においては、心の健康問題として、**治療によって比較的短期に寛解（かんかい）するもの**が想定されています。その他の心の健康問題については、異なる対応をとる必要がある場合もあることに留意するとともに、**主治医との連携**が重要です。手引きの趣旨をその事業場の状況に活かすためには、これらのことを念頭に置いた上で、事業者の判断と責任の下で、どのように対応すべきかが十分に検討されて行われるべきであるとしています。

Step 2-2

休業開始から休業中のケア

労働者からの診断書（病気休業診断書）の提出

　病気休業の開始においては、主治医によって作成された診断書を労働者より管理監督者等に提出してもらいます。診断書には病気休業を必要とする旨の他、職場復帰の準備を計画的に行えるよう、**必要な療養期間の見込み**について明記してもらうことが望ましいとしています。

　しかし、現実にはメンタル疾患の経過は予測通りにならないことが多いので、あくまで暫定的な最小限の期間が記載されることが多いようです。

管理監督者によるケア及び事業場内産業保健スタッフ等によるケア

　管理監督者等は、病気休業診断書が提出されたことを、人事労務管理スタッフ及び事業場内産業保健スタッフに連絡します。

　休業を開始する労働者に対しては、療養に専念できるよう安心させると同時に、休業中の事務手続きや職場復帰支援の手順についての**説明**を行います。

　管理監督者及び事業場内産業保健スタッフ等は、必要な連絡事項及び職場復帰支援のためにあらかじめ検討が必要な事項について労働者に連絡を取ります。場合によっては労働者の同意を得た上で**主治医と連絡**を取ることも必要となります。

病気休業期間中の労働者の安心感の醸成のための対応

　病気休業期間中においても、**休業者に接触することが望ましい結果**をもたらすこともあります。その場合は、精神的な孤独、復職できるかという不安、今後のキャリア等で本人が不安に感じていることに関して、十分な情報を提供することが重要であるとしています。

　また、不安や悩みなどを相談できる場を設けることも重要です。この場合、事業場内の相談体制や事業場外の相談機関、地域の相談制度等で利用できるものについて、情報提供をすることも考えられるとしています。

　特に、本人が安心して療養できるようにするためには、休業中の経済的・将来的な不安を軽減するための配慮を行うことが重要です。

　事業場で設けている仕組みの活用や、たとえば、傷病手当金制度その他の公的支援制度、公的又は民間の職場復帰支援サービスなどの利用について、関係機関等が作成しているパンフレットを渡すなどにより、事業者が本人に対して手続きに関する情報を提供することや、場合によっては利用への支援を行うことなどが望まれます。精神保健福祉センター等を活用（連携・紹介）するなどの方法も考えられるとしています。

　休業者との接触のタイミングは**職場復帰支援プログラムの策定の際**に検討しておくことが望ましいとしています。たとえば、診断書や傷病手当金申請書の提出のタイミングに行うと、本人への負担が軽減されることがあります。実際の接触に当たっては、必要な連絡事項（個人情報の取得のために本人の了解をとる場合を含む）などを除き、**主治医と連絡をとった上**で実施するものとしています。状況によっては主治医を通して情報提供をすることも考えられるとしています。

労働者への心理的支援

　疾病による休業は、多くの労働者にとって働くことについての自信を失わせる出来事です。必要以上に自信を失った状態での職場復帰は、本人の健康及び就業能力の回復に好ましくない影響を与える可能性が高いため、休業開始から復職後に至るまで、適宜、周囲からの適切な心理的支援が大切です。

　特に管理監督者は、労働者の焦りや不安に対して耳を傾け、健康の回復を優先するよう努め、何らかの問題が生じた場合には早めに相談するよう労働者に伝え、事業場内産業保健スタッフ等と相談しながら適切な支援を行っていく必要があります。

　管理監督者や労働者に対して、教育研修・情報提供を通じ、職場復帰支援への理解を高め、**職場復帰を支援する体制**をつくることが重要であるとしています。

主治医との連携

　主治医との連携に当たっては、事前に**本人への説明と同意**を得ておく必要があります。

　また、主治医に対し、事業場内産業保健スタッフ等や管理監督者それぞれの立場や役割、病気休業・試し出勤制度等・就業上の配慮などの職場復帰支援に関する事業場の規則、プライバシーに関する事項、事業場で本人に求められる業務の状況について十分な説明を行うことが必要です。

　事業者が把握している休業者・復職者の不安や悩み等について説明を行うことも望ましいとしています。その際、労働者本人の職場復帰を支援する立場を基本として必要な情報交換が行われるように努めます。ここで必要な情報とは、職場復帰支援に関して職場で配慮すべき

内容を中心とし、それに関係する者の理解を得るために必要とされる病態や機能に関する**最小限の情報**です。具体的な疾患名は、必ずしもこれに含まれないとしています。

　状況によっては、主治医及び本人を含めた3者面談を行うことも考えられるとしています。

主治医による職場復帰可能の判断

　休業中の労働者から職場復帰の意思が伝えられると、事業者は労働者に対して主治医による職場復帰可能の判断が記された診断書（**復職診断書**）を提出するよう伝えます。診断書には就業上の配慮に関する**主治医の具体的な意見**を含めてもらうことが望ましいとしています。

　ただし現状では、主治医による診断書の内容は、病状の回復程度によって職場復帰の可能性を判断していることが多く、それはただちにその職場で求められる業務遂行能力まで回復しているか否かの判断とは限らないことにも留意すべきとしています。また、労働者や家族の希望が含まれている場合もあります。そのため、主治医の判断と職場で必要とされる業務遂行能力の内容等について、産業医等が精査した上で採るべき対応について判断し、意見を述べることが重要となります。

　より円滑な職場復帰支援を行う上で、職場復帰の時点で求められる業務遂行能力はケースごとに多様なものであることから、あらかじめ主治医に対して職場で必要とされる業務遂行能力の内容や社内勤務制度等に関する情報を提供した上で、就業が可能であるという回復レベルで復職に関する意見書を記入するよう依頼することが望ましいとしています。

職場復帰可否の判断基準

　職場復帰可否について定型的な判断基準を示すことは困難であり、個々のケースに応じて総合的な判断を行わなければなりません。

　職場復帰判断基準の例として、労働者が職場復帰に対して十分な意欲を示し、通勤時間帯に1人で安全に通勤ができること、会社が設定している勤務日に勤務時間の就労が継続して可能であること、業務に必要な作業（読書、コンピュータ作業、軽度の運動等）をこなすことができること、作業等による疲労が翌日までに十分回復していること等の他、適切な睡眠覚醒リズムが整っていること、昼間の眠気がないこと、業務遂行に必要な注意力・集中力が回復していること等があげられます。

　　　　　　　　　　　　　　　　　　　　　　　　　　年　　月　　日

人事労務責任者　殿

職場復帰に関する意見書

　　　　　　　　　　　　　　　　　　　　　○○事業場
　　　　　　　　　　　　　　　　　　　　　産業医　　　　　　　　印

事業場		所属		従業員番号		氏　名		男・女	年齢　　歳

目的	（新規・変更・解除）

復職に関する意見	復職の可否	可　　　条件付き可　　　不可
	意見	

就業上の配慮の内容（復職可又は条件付き可の場合）	・時間外勤務（禁止・制限　　　H）　　・交替勤務（禁止・制限） ・休日勤務（禁止・制限）　　　　　　・就業時間短縮（遅刻・早退　　　H） ・出張　（禁止・制限）　　　　　　　・作業転換 ・配置転換・異動 ・その他 ・今後の見通し
面談実施日	年　　月　　日
上記の措置期間	年　　月　　日　～　　　年　　月　　日

Step 2-3 職場復帰支援プログラムの開始とフォローアップ

職場復帰の可否の判断及び職場復帰支援プランの作成

　安全でスムーズな職場復帰を支援するためには、最終的な職場復帰決定の手続きの前に、必要な情報の収集と評価を行った上で職場復帰の可否を適切に判断し、さらに職場復帰支援プランを準備しておくことが必要です。

　通常、職場復帰の準備にはある程度の時間を要することが多いため、職場復帰前の面談等は、実際の職場復帰までに**十分な準備期間**を設定した上で計画・実施することが望ましいとしています。

情報の収集と評価

　職場復帰の可否については、労働者及び関係者から必要な情報を適切に収集し、さまざまな視点から評価を行いながら総合的に判断することが大切です。

> - 労働者本人の職場復帰に対する意思の確認
> - 産業医等による主治医からの意見収集
> - 労働者本人の治療状況、回復状況、業務遂行能力等の状態等の評価
> - 業務や職場との適合性等の職場環境等の評価

職場復帰の可否についての判断

　情報収集結果をもとに、復帰後に求められる業務が可能かどうかに

ついて、主治医の判断やこれに対する産業医等の医学的な考え方も考慮して判断を行います。この判断は、事業場内産業保健スタッフ等を中心に行われますが、職場環境等に関する事項については、**管理監督者等の意見を十分に考慮しながら**総合的に行われなければならないとしています。

職場復帰支援プランの作成

通常、元の就業状態に戻すまでにはいくつかの段階を設定しながら経過をみます。職場復帰支援プランの作成に当たってはそれぞれの段階に応じた内容及び期間の設定を行う必要があるとしています。また、各段階に求められる水準（たとえば、定時勤務が可能、職場内での仕事に関する意思疎通が可能、顧客との折衝が可能など）も明記します。

労働者本人に対しては、きちんとした計画に基づき着実に職場復帰を進めることが、職場復帰後に長期に安定して働けるようになることにつながることの十分な理解を促します。

また、本人の希望のみによって職場復帰支援プランを決定することが円滑な職場復帰につながるとは限らないことに留意し、主治医の判断等に対する産業医等の医学的な意見を踏まえた上で、**総合的に判断**して決定するよう気をつける必要があるとしています。

最終的な職場復帰の決定

職場復帰の可否についての判断及び職場復帰支援プランの作成を経て、**事業者としての最終的な職場復帰の決定**を行います。

産業医等が選任されている事業場においては、産業医等が職場復帰に関する意見及び就業上の配慮等についてとりまとめた「職場復帰に関する意見書」等をもとに関係者間で内容を確認しながら手続きを進

めていくことが望ましいとしています。

職場復帰後のフォローアップ

　心の健康問題にはさまざまな要因が複雑に重なり合っていることが多いため、職場復帰の可否の判断や職場復帰支援プランの作成には多くの不確定要素が含まれることが少なくありません。たとえ周到に職場復帰の準備を行ったとしても、実際にはさまざまな事情から当初の計画通りに職場復帰が進まないこともあります。そのため職場復帰支援においては、職場復帰後の**経過観察とプランの見直し**も重要となってきます。

フォローアップのための面接

　労働者本人及び管理監督者から話を聞き、適宜職場復帰支援プランの評価や見直しを行っていきます。

- 疾患の再燃・再発、新しい問題の発生等の有無の確認
- 勤務状況及び業務遂行能力の評価
- 職場復帰支援プランの実施状況の確認
- 治療状況の確認
- 職場復帰支援プランの評価と見直し
- 職場環境等の改善等
- 管理監督者、同僚等への配慮等

　本人の就労意識の確保のためにも、フォローアップには期間の目安を定め、期間内に通常のペースに戻すように目標を立てること、期間は、病態や病状に応じて、柔軟に定めることが望ましいとしています。

「まずは元の職場への復帰」の原則

職場復帰に関しては元の職場へ復帰させることが多いです。これは、たとえより好ましい職場への配置転換や異動であったとしても、新しい環境への適応にはやはりある程度の時間と心理的負担を要するためであり、そこで生じた負担が疾患の再燃・再発に結びつく可能性が指摘されているからです。職場復帰に関しては**「まずは元の職場への復帰」を原則**とし、今後、配置転換や異動が必要と思われる事例においても、まずは元の慣れた職場で、ある程度のペースがつかめるまで業務負担を軽減しながら経過を観察し、その上で配置転換や異動を考慮した方がよい場合が多いと考えられています。

ただし、異動等を誘因として発症したケースにおいては、適応できていた以前の職場に戻すか、他の適応可能と思われる職場への異動を積極的に考慮した方がいい場合もあります。

職場復帰後における就業上の配慮

具体的な就業上の配慮の例として以下のようなものが考えられます。

> 短時間勤務／軽作業や定型業務への従事／残業・深夜業務の禁止／出張制限（顧客との交渉・トラブル処理などの出張、宿泊を伴う出張などの制限）／交替勤務制限／業務制限（危険作業、運転業務、高所作業、窓口業務、苦情処理業務等の禁止又は免除）／フレックスタイム制度の制限又は適用／転勤についての配慮

短時間勤務を採用する場合には、適切な生活リズムが整っていることが望ましいという観点から、始業時間を遅らせるのではなく**終業時間を早める**方が望ましいです。

また、同僚に比べて過度に業務を軽減されることは逆にストレスを

高めることもあるので、負荷業務量等についての調整が必要であるとしています。

ケースによっては、職場復帰の当初から、フレックスタイム制度など特段の措置はとらず、本来の勤務時間で就労するようにさせたりする方が、良い結果をもたらすこともあるといいます。

試し出勤制度等

早い段階で職場復帰の試みを開始することができ、早期の復帰に結びつけることが期待できます。

模擬出勤	通常の勤務時間と同様の時間帯において、短時間又は通常の勤務時間で、デイケア等で模擬的な軽作業やグループミーティング等を行ったり、図書館などで時間を過ごす
通勤訓練	労働者の自宅から職場の近くまで通常の出勤経路で移動を行い、そのまま又は職場付近で一定時間を過ごした後に帰宅する
試し出勤	職場復帰の判断等を目的として、本来の職場などに試験的に一定期間継続して出勤する

長期の休業期間の後、試し出勤を経て復職した事例

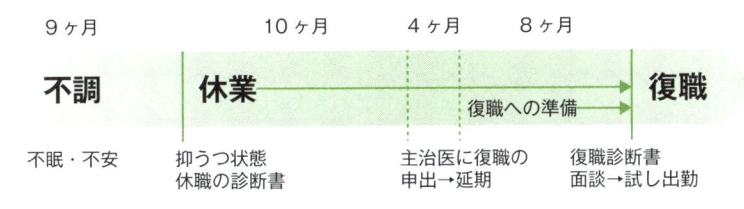

```
    9ヶ月        10ヶ月      4ヶ月    8ヶ月
  不調    │  休業              │ 復職への準備 │ 復職
  不眠・不安  抑うつ状態      主治医に復職の  復職診断書
          休職の診断書     申出→延期    面談→試し出勤
```

年　　月　　日	曜日	試し出勤出社時間	試し出勤退社時間	
○月16日	木	10時00分	12時00分	
○月17日	金	10時00分	15時00分	
○月20日	月	9時00分	17時45分	
○月21日	火	9時00分	15時00分	
○月22日	水	自宅	自宅	休み

リワーク支援のプログラムを経た後、復職した事例

```
    4週間    3ヶ月     12週間    6ヶ月
  不調    │  休業          │短時間勤務等│通常勤務
              リワーク支援
  うつ病の診断  休業の診断書  復職準備   復職診断書
```

復職後の日数	～2週間	3週間～	2カ月～	3ヶ月～	4ヶ月以降
労働時間	4時間	6時間	8時間	所定労働時間	所定労働時間
職務内容	内勤	内勤	内勤	他の担当者と営業に同行	担当地区を決めて一人で営業

パンフレット「心の健康問題により休業した労働者の職場復帰支援の手引き～メンタルヘルス対策における職場復帰支援～」（厚生労働省・中央労働災害防止協会）より

Step 2-4

メンタル疾患を抱えた部下に言ってはいけない一言

問いかけではなく尋問に聞こえる質問

　話を聞くためには、最初は問いかける必要があります。しかし、以下のような質問は問いかけではなく尋問になってしまいます。答えを得ようと焦るために尋問調になってしまうのでしょう。

　a．「大丈夫？　元気？　何がつらい？」（という矢継ぎばやの質問）
　効率良くたくさんの情報を引き出そうとしているのですが、聞き出そうと答えを強要していると感じられて逆効果です。相手はますます言いたいことが言えなくなります。

　b．「何をして１日過ごしているの？」
　療養中は何もできずにつらい思いをしているかもしれません。どんな風に１日を過ごしているのかと尋ねられても、何となく簡単な家事をしたり、テレビを漫然と見ていたり、あるいはただ休んでいたりと、うまく説明できるような過ごし方はしていないのが普通です。

　c．「困っていることがあれば何でも言いなさい」
　これは、何気なく言われる言葉ですし、必ずしも悪い意味に受け取られないのですが、使うときには注意が必要です。
　心配事があっても、それを口に出すのは勇気の要ることです。何でも言いなさいというのはときに強要になってしまいます。強要は必ず抵抗を生みます。

病気休業していることを暗に批判する一言

　メンタル疾患は休んでいる理由が目に見えにくいので、休んでいる

ことを後ろめたく感じてしまうことがよくあります。特に、責任感や義務感が強い人は、休んでいることに人一倍心苦しさを感じているものです。そんなときに、休んでいることを暗に批判する一言を言われたらさらに追い込まれたと感じてしまうでしょう。

a.「見た目は元気そうだけど、どこが病気なの？」

見た目は元気そうで病気には見えないと言って安心させようとしているようですが、本人にとっては悩んでいることが見た目にわからないことがつらいのです。いっそのこと、高熱があったり骨が折れていたりするような目に見える病気の方が、人に説明しやすいのでどれほど気楽かと感じる患者さんも多いのです。

b.「もう大丈夫じゃない？」「普通に働けるんじゃないの？」

メンタル疾患で療養中であれば、病気休業を要する旨の主治医による診断書が提出されているはずです。どのように見えようと、その事実について疑問を抱くことは、ときに詐病扱いしているとも受け取られかねません。それは本人にとって極めて失礼な態度といえるでしょう。

療養態度を批判する一言

メンタル疾患で療養している場合、十分な休養を取ることが基本となります。病状が改善してくれば、リハビリテーションとして心身に負荷をかけていく段階に入りますが、それは負荷をかけることでメンタル疾患が良くなるのではなく、メンタル疾患が良くなったから負荷をかけられるようになったと考えるべきです。

a.「何か良くなるような努力はしているの？」

メンタル疾患は、努力や根性の問題で良くなったり悪くなったりするものではありません。この言い方ですと、遠まわしに努力が足りないからなかなか良くならないんだと本人を責めてしまっています。良

くなったからこそ、いろいろな努力ができるようになるのです。

b.「良くなろうと真剣に思っているの？」

これも、良くならないのは真剣にそう思っていないからだと決めつけた言い方になっています。誰も好き好んでつらい思いをしようとは思っていません。誰でも良くなりたいと真剣に思っているものです。

メンタル疾患への偏見に基づく一言

近年、メンタル疾患の病態が明らかになるにつれ、メンタル疾患は「脳という臓器の不調」と考えられるようになっています。

しかし、メンタル疾患に対してはまだまだ偏見が多く、性格や考え方、あるいは努力や根性の問題と考えている人は少なくありません。

a.「気が緩んでいるから病気になる」

ここでの病気とはメンタル疾患を指していますが、身体疾患に対してもこのようなことを言う人がいます。気を張っていると病気を防げるのであれば、病気の予防はどれほど楽になるでしょう。

b.「体を鍛えれば病気なんて逃げていく」

これも同様に体の鍛え方が足りないから病気になったと本人を責めています。まさに前近代的な精神論といってよいでしょう。

c.「どうして具合が悪くなるの？」

質問している当人は素朴な疑問を素直に投げかけたつもりですが、どうして具合が悪くなるのかがわかっていたら、そうならないようなことはとっくにやっていると言い返したくなるのではないでしょうか。

d.「何でも気持ちの持ちようじゃないの？」

気持ちの持ちようが良くないと責めています。脳という臓器の不調によって引き起こされたメンタル疾患は、気持ちの持ちようで治ることはないのです。

適切な療養を妨げる一言

　療養中であるにもかかわらず、本来の療養の目的に反することを言ってしまうことがあります。
　a．「休んでるとかえって良くないんじゃないの？」
　b．「少しくらい外に出て気分転換した方がいいんじゃないの？」
　c．「家にこもっていたらもったいない」
　メンタル疾患で療養を開始したら、大抵の場合、主治医は「しっかり休養するために、ストレスとなるような余分な刺激は避けて、家でゆったりと過ごしてください」と説明します。しかし、a〜cは主治医の勧めとはすべて正反対のことばかりです。これらは健康な場合はすべて正論ですが、メンタル疾患に対しては適切な療養を妨げる有害な意見となってしまうのです。

復帰のハードルを高くする一言

　メンタル疾患で病気休業を開始すると、いったいいつ職場復帰できるのか不安になります。メンタル疾患は身体疾患に比べて、職場復帰の見通しが立てにくいといえるでしょう。職場復帰について心理的なプレッシャーを与えるようなことを言うのは避けなければなりません。
　a．「いつ復帰できそうなの？」
　このように尋ねられたこと自体が、早く戻って来いという印象を与え、大きなプレッシャーとしてのしかかってきます。
　b．「完璧に治してから戻ってくるように」
　しっかりと治してから戻ればいいのだから焦らないようにという意味なのかもしれません。しかし、メンタル疾患の場合は完璧に治るというイメージを持つことはあまり望ましくありません。

薬物治療を妨げる一言

薬物療法は精神科治療の大きな柱です。精神科医は、「脳という臓器」の調子を整える薬物を投与してメンタル疾患を治しているのです。薬物はしばしば驚くべき効果を発揮します。

- a.「薬はなるべく飲まない方がいいんじゃないか」
- b.「薬に頼っているとクセにならないか」
- c.「飲み始めると止められなくなるんじゃないか」
- d.「調子が良いのは薬で持ち上げているからではないか」

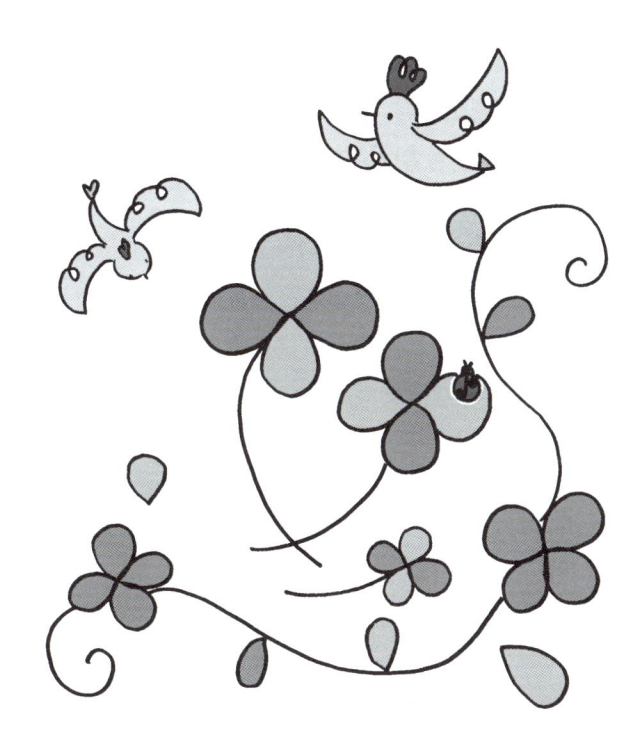

Step2 メンタル疾患からの職場復帰支援
理解度チェック

問題 1 職場復帰支援の5つのステップを順番に答えなさい。

第1ステップ[　　　　　　　　　　　　　　　　　　　]
↓
第2ステップ[　　　　　　　　　　　　　　　　　　　]
↓
第3ステップ[　　　　　　　　　　　　　　　　　　　]
↓
第4ステップ[　　　　　　　　　　　　　　　　　　　]
↓
第5ステップ[　　　　　　　　　　　　　　　　　　　]

問題 2 休業開始から休業中のケアに関する次の文章のうち、適切なものには○を、間違っているものには×をつけなさい。

①病気休業診断書には、必要な療養期間の見込みを記載する。[　]
②病気休業診断書が提出されれば、労働者の同意を得ずに、主治医と連絡を取ることができる。[　]
③病気休業期間中には、職場の人間が休業者に接触することは望ましくない。[　]
④主治医に対しても、職場復帰支援に関する事業場の規則を説明する必要がある。[　]
⑤休業中の労働者本人の希望があれば、復職診断書は必要ない。[　]

問題 3 職場復帰プログラムに関する次の文章のうち、最も適切なものを1つ選びなさい。

①職場復帰の可否についての判断に、管理監督者の意見を考慮する必要はない。
②職場復帰プランは、本人の希望が最優先される。
③作成された職場復帰プランを変更することは望ましくない。
④フォローアップには、期間の目安を定めない。
⑤短時間勤務を採用する場合、終業時間を早める。

問題 4 メンタル疾患で病気休業している社員に対して言ってもかまわないと思われるものを1つ選びなさい。

①「そこそこできそうだったら戻っておいで」
②「完璧に治して戻っておいで」
③「もう普通に働けそうだね」
④「薬はなるべく飲まないほうがいいよ」
⑤「元気そうだね。全然病気に見えないよ」

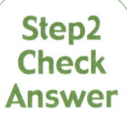

Step2 Check Answer

メンタル疾患からの職場復帰支援
理解度チェック 解答と解説

問題1

第1ステップ［病気休業開始及び休業中のケア］
↓
第2ステップ［主治医による職場復帰可能の判断］
↓
第3ステップ［職場復帰の可否の判断及び職場復帰支援プランの作成］
↓
第4ステップ［最終的な職場復帰の決定］
↓
第5ステップ［職場復帰後のフォローアップ］

問題2

① ○ 療養期間の見込みを明記してもらうことで、職場復帰の準備が計画的に行えます。
② × 主治医への連絡、連携にあたっては、労働者本人への説明と同意が必要です。
③ × 休業者に接触することが望ましい結果をもたらすこともあり、職場復帰支援プログラムで接触のタイミングを検討しておきます。
④ ○ 主治医に対して、事業場内産業保健スタッフ等や管理監督者それぞれの立場や役割を説明しておく必要があります。
⑤ × 就業上の配慮に関する主治医の具体的な意見を含めた復帰診断書が求められます。

問題3

① × 職場環境等に関する事項については、管理監督者等の意見を十分考慮しながら総合的に判断しなければなりません。

② × 本人の希望のみによって職場復帰支援プランを決定することが円滑な職場復帰につながるとは限りません。
③ × 計画通りに職場復帰が進まないこともあり、職場復帰後の経過観察とプランの見直しが重要です。
④ × 本人の就労意識の確保のためにも、フォローアップには期間の目安を定めます。
⑤ ○ 適切な生活リズムが整っていることが望ましいという観点から、始業時間を遅らせるのではなく終業時間を早める方が望ましいです。

問題4
① ○ 復帰を受け入れる準備があり、かつ、プレッシャーとならない対応です。
② × プレッシャーをかけてしまいます。
③ × 休む必要がないのに休んでいるような批判と受け取られてしまいます。
④ × 医師の治療の妨げになります。
⑤ × 本人は病気に見えないことが辛いのです。

◆監修者◆
厚生労働省認可法人 財団法人 職業技能振興会
1948年6月、個人の自立・自活による国内経済の回復を図るため、当時の労働省（現厚生労働省）の認可団体として設立された。現在、社会・経済・労働など多様化する環境の変化に機敏に対応し、社会的ニーズの大きい情報技術・教育・医療・環境分野をはじめ、時代に即応した技術者および資格者の養成に事業活動の分野を展開している。

◆著者◆
一般社団法人 クオリティ・オブ・ライフ支援振興会
財団法人職業技能振興会が認定する「ケアストレスカウンセラー」の公式テキストの制作に携わる他、医療・福祉系の資格取得を目指す人をサポートし、著作多数。理事長の渡辺照子は、心理カウンセラーとして厚生労働省社会保障審議会推薦の「絆〜ママへのラブソング」を作詞。「絆〜ママへのラブソング」ストーリーブックとして『絆』をアスペクト社より出版。学校、地方自治体などで講演多数。

ケアストレスカウンセラー資格試験 問い合わせ先

財団法人 職業技能振興会
〒151-0051 東京都渋谷区千駄ヶ谷5-16-6　パレ・ジュノ3階
TEL：03-3353-9181　FAX：03-3353-9182
Email:office@fos.or.jp
（土曜・日曜・祝祭日を除く10：00～18：00）

> 視覚障害その他の理由で活字のままでこの本を利用出来ない人のために、営利を目的とする場合を除き「録音図書」「点字図書」「拡大図書」等の製作をすることを認めます。その際は著作権者、または、出版社までご連絡ください。

企業中間管理職ケアストレスカウンセラー公式テキスト

2016年5月20日　初版発行

監修者　厚生労働省認可法人 財団法人 職業技能振興会
著　者　一般社団法人 クオリティ・オブ・ライフ支援振興会
発行者　野村直克
発行所　総合法令出版株式会社
　　　　〒103-0001 東京都中央区日本橋小伝馬町 15-18
　　　　ユニゾ小伝馬町ビル 9F
　　　　電話　03-5623-5121
印刷・製本　中央精版印刷株式会社

ISBN978-4-86280-504-1
© Quality of Life Institute of Japan 2016
Printed in Japan
乱丁・落丁本はお取り替えいたします。
総合法令出版ホームページ　http://www.horei.com/

ケアストレスカウンセラー公式テキスト

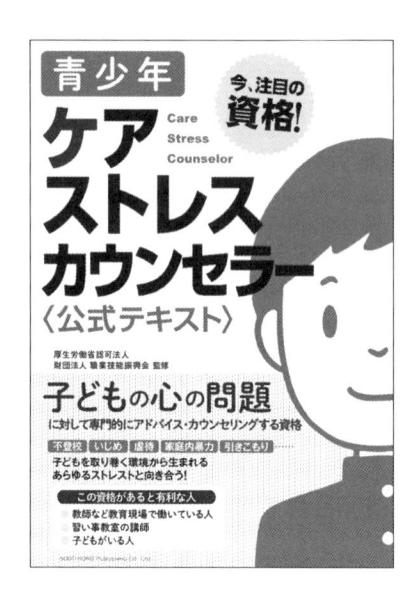

青少年
ケアストレスカウンセラー公式テキスト

厚生労働省認可法人 財団法人 職業技能振興会 監修 | 定価 2,000 円＋税

子どものストレスと向き合う資格！
ケアストレスカウンセラーは厚生労働省認可の財団法人「職業技能振興会」が認定している、心理カウンセラーの資格です。その種類は、「青少年ケアストレスカウンセラー」「企業中間管理職ケアストレスカウンセラー」「高齢者ケアストレスカウンラー」と大きく3つに分けられます。「青少年ケアストレスカウンセラー」は、教師など教育現場で働いている人や、塾や習い事教室の講師など、普段から青少年に接する職業の人に役立つ資格です。また、子どものいる家庭での実生活でも役立ちます。

ケアストレスカウンセラー公式テキスト

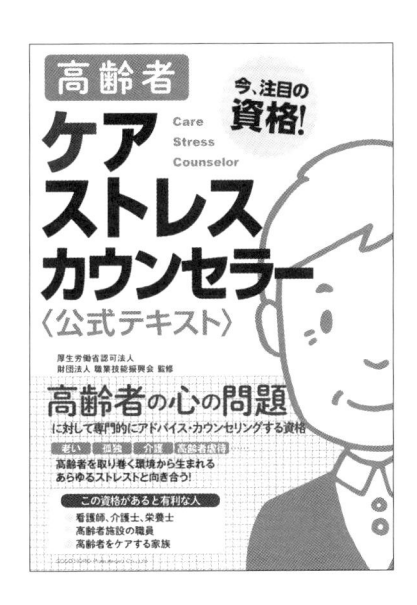

高齢者
ケアストレスカウンセラー公式テキスト

厚生労働省認可法人 財団法人 職業技能振興会 監修 | 定価 2,000 円＋税

高齢者のストレスと向き合う資格！
ケアストレスカウンセラーは厚生労働省認可の財団法人「職業技能振興会」が認定している、心理カウンセラーの資格です。その種類は、「青少年ケアストレスカウンセラー」「企業中間管理職ケアストレスカウンセラー」「高齢者ケアストレスカウンラー」と大きく３つに分けられます。「高齢者ケアストレスカウンラー」は高齢者本人のストレスはもとより、ケアする家族、さらに高齢者施設の職員のストレスにも対応する専門職です。

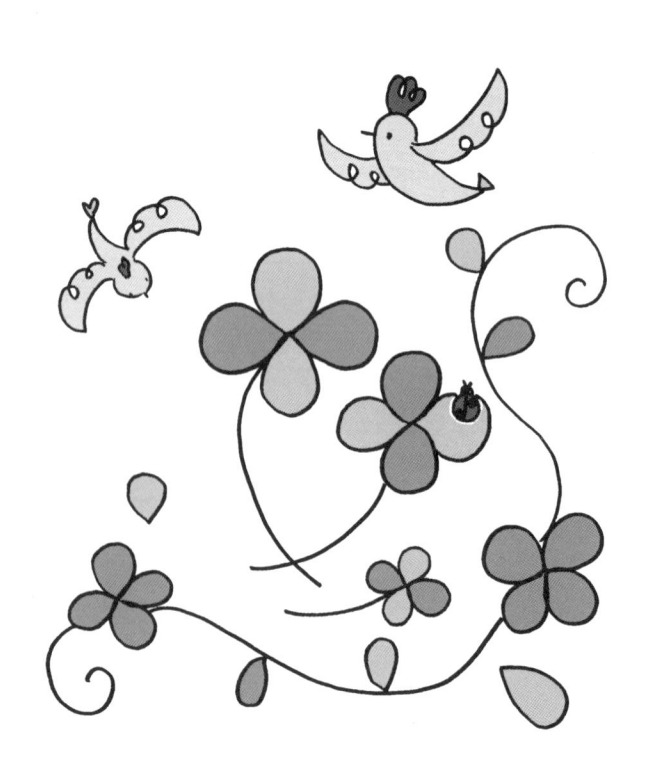